Tina Stümpfig

# Mit Jin Shin Jyutsu durch die Wechseljahre

*Heilströmen für die natürliche hormonelle Balance*



Schirner Verlag

Die Ratschläge in diesem Buch sind sorgfältig erwogen und geprüft. Sie bieten jedoch keinen Ersatz für kompetenten medizinischen Rat. Alle Angaben in diesem Buch erfolgen daher ohne Gewährleistung oder Garantie seitens der Autorin oder des Verlages. Eine Haftung der Autorin bzw. des Verlages und seiner Beauftragten für Personen-, Sach- und Vermögensschäden ist ausgeschlossen.

Wir verzichten auf das Einschweißen unserer Bücher – **UNSERER UMWELT ZULIEBE!**

ISBN Printausgabe 978-3-8434-1470-8
ISBN E-Book 978-3-8434-6461-1

Tina Stümpfig:
Mit Jin Shin Jyutsu
durch die Wechseljahre
Heilströmen für die
natürliche hormonelle Balance


Umschlag: Hülya Sözer,
Schirner, unter Verwendung von
# 1280229463 (© Iryna Zhezher) und
# 1276905061 (© nataliajakubcova),
www.shutterstock.com
Satz: Hülya Sözer, Schirner
Lektorat: Claudia Simon, Schirner
Printed by: Ren Medien GmbH,
Germany

www.schirner.com

1. Auflage April 2021

# INHALT

**THEMEN UND SYMPTOME**
**IN DEN WECHSELJAHREN VON A–Z . . . . . . . . . . . . . . . . . . . . . . 120**

# VORWORT

Wechseljahre – früher oder später ereilen sie jede. Bevor es so weit ist, hat frau meist schon viel davon gehört. Und das, was so erzählt wird, ist nicht gerade beruhigend. Hitzewallungen, Kreislaufprobleme, Stimmungsschwankungen … – der Körper und die Psyche scheinen verrückt zu spielen. Die Wechseljahre stellen für viele Frauen eine große Herausforderung dar. Der Körper verändert sich, wird sozusagen hormonell umgebaut, und das geht bei manchen eher gemächlich und entspannt zu, bei anderen dagegen heftig und turbulent, was sehr belastend sein kann.

Jin Shin Jyutsu, umgangssprachlich auch »Strömen« oder »Heilströmen« genannt, ist eine einfache und wunderbare Möglichkeit, sich selbst in dieser neuen Lebensphase zu unterstützen. Es hilft Ihnen, Symptome zu lindern, neue Kraft zu schöpfen und vor allem die Ruhe zu bewahren und das Vertrauen in Ihren Körper zu stärken. Alles, was Sie dafür brauchen, sind Ihre Hände, die Sie auf bestimmte Energiepunkte des Körpers legen und sich dadurch immer wieder ausbalancieren.

Die Methode des Jin Shin Jyutsu ist schon alt und doch hochaktuell. Es ist die Kunst, die Lebensenergie wieder in Harmonie zu bringen, die Vitalität und Lebensfreude zu steigern und die Selbstheilungskräfte zu stärken. Und es ist noch mehr: ein intuitives Wissen, das wir von Geburt an in uns tragen und immer wieder ganz automatisch anwenden, indem wir schmerzende Körperstellen berühren oder die Handgelenke halten, um uns zu beruhigen. Wenn Sie die Arme verschränken, berühren Sie Energiepunkte in der Ellenbeuge oder am Oberarm, die Ihnen helfen, wieder in Ihre Kraft und Autorität zu finden. Haben Sie sich vielleicht auch als Kind immer wieder auf die Hände gesetzt? Dadurch haben Sie Ihre Konzentration gefördert und das Gedächtnis gestärkt. Babys, die am Daumen nuckeln, harmonisieren damit ihre Verdauung und trösten sich, wenn sie sich unsicher fühlen.

Und so wenden wir automatisch immer wieder die Kunst des Jin Shin Jyutsu an, ohne uns darüber im Klaren zu sein.

Dieses Buch möchte Sie dabei unterstützen, sich dieses angeborene Wissen bewusst zunutze zu machen. Sie erfahren die Grundlagen des Strömens und lernen einfache Strömgriffe und ausführliche Ströme kennen, die Sie zur Linderung verschiedenster Wechseljahresbeschwerden, zur allgemeinen Stärkung und Entspannung sowie zur Unterstützung und Harmonisierung Ihres ganzen Wesens anwenden können.

Lassen Sie sich von der sanften Kunst des Jin Shin Jyutsu berühren, und erleben Sie ihre vitalisierende, entspannende und harmonisierende Kraft, durch die sich viele körperliche und seelische Beschwerden einfach auflösen lassen. Leicht verständliche Erklärungen und anschauliche Fotos helfen Ihnen dabei, die wohltuende Wirkung des Strömens sofort zu erfahren.

Ich wünsche Ihnen viel Freude dabei.

Von Herzen
Tina Stümpfig

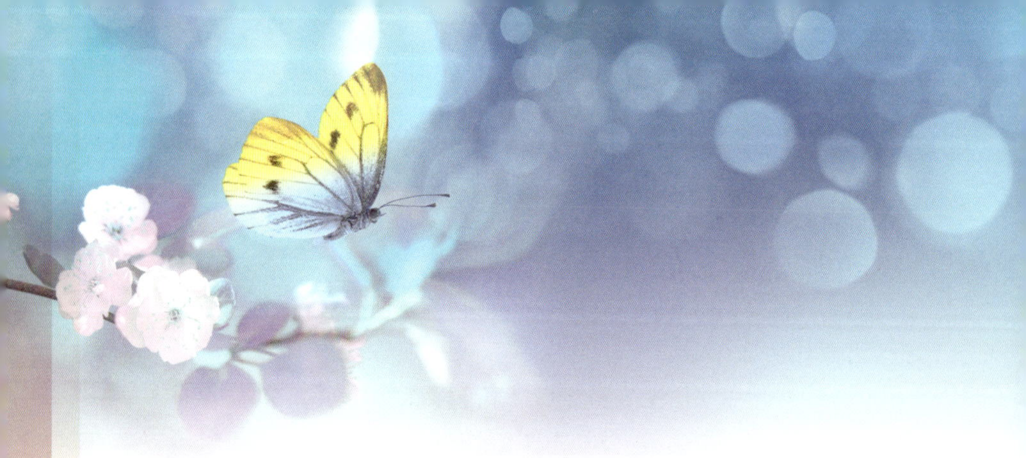



# WECHSELJAHRE – Zeit des Wandels

Obwohl man so viel Negatives über die Wechseljahre (Klimakterium) hört, sind sie keine Krankheit, sondern ein ganz natürlicher Anpassungsvorgang des Körpers am Ende der fruchtbaren Lebensphase einer Frau. Die Symptome sind Anzeichen bzw. Auswirkungen der biologischen Umstellung. Die Produktion von Progesteron und Östrogen in den Eierstöcken wird heruntergefahren. Das führt dazu, dass der Eisprung nach und nach ausbleibt, wodurch wiederum die Monatsblutung unregelmäßig wird und die Fruchtbarkeit nachlässt. Diese Umstellung mit ihren körperlichen und psychischen Veränderungen kann sehr herausfordernd sein, wir sind ihr aber nicht hilflos ausgeliefert. Eine wundervolle Möglichkeit der Unterstützung in dieser Zeit ist das Strömen. Es hilft Ihnen durch die verschiedenen Phasen der Wechseljahre und unterstützt Ihren Hormonhaushalt dabei, sich auf ein neues Gleichgewicht einzupendeln.

Das Klimakterium wird in vier Phasen unterteilt: die Prämenopause, die Perimenopause, die Menopause und schließlich die Postmenopause.

Die **Prämenopause** beginnt mit ca. 40 Jahren und meint die Zeit vor der letzten Menstruation, in der zunächst der Progesteronspiegel sinkt. Dies kann sich bemerkbar machen durch eine verstärkte Blutung, einen kürzeren Zyklus, Wassereinlagerungen, Kopfschmerzen und andere Symptome, die Sie vielleicht schon als prämenstruelle Beschwerden kennen und die sich in dieser Phase verstärken können. Kurze Zeit später beginnt der Östrogenspiegel zu sinken, was sich in den als typisch geltenden Wechseljahresbeschwerden wie Hitzewallungen, Schweißausbrüche, Reizbarkeit, Schlafstörungen, Trockenheit der Schleimhäute etc. auswirken kann. Das Absinken der beiden Hormone und deren schwankende Werte bzw. die Unausgewogenheit zwischen ihnen sind Auslöser für die oben genannten Symptome, die ebenso wechselhaft auftreten können: Das Stimmungsbarometer pendelt innerhalb kurzer Zeit zwischen gut gelaunt und tief betrübt, von jetzt auf gleich wird einem heiß, in der nächsten Minute beginnt man, zu frieren, in der einen Nacht schläft man wie ein Baby, während man sich in der nächsten unruhig hin und her wälzt usw. Meist wird in dieser Phase der Menstruationszyklus länger, und die Blutungen werden kürzer, aber es kann auch zu längeren und heftigen Blutungen sowie zu häufigeren Zwischenblutungen kommen. Durch das hormonelle Ungleichgewicht wird die Reifung von Eizellen immer weiter eingeschränkt.

Die **Perimenopause** bezeichnet die »eigentlichen« Wechseljahre. Diese Phase des Klimakteriums umfasst im Schnitt die jeweils letzten zwei Jahre vor und nach der letzten Menstruation, kann aber auch kürzer (einige Monate) oder länger (zehn Jahre) andauern, also individuell sehr unterschiedlich sein. Die Östrogenproduktion nimmt weiter ab, die Abstände zwischen den ständig schwächer werdenden Regelblutungen werden immer größer. In dieser Zeit haben Frauen meist die heftigsten Beschwerden.

Als **Menopause** wird schließlich der Zeitpunkt der allerletzten Periode bezeichnet, den man allerdings erst rückwirkend bestimmen kann, wenn man sieht, dass wirklich keine weitere Monatsblutung erfolgt ist.

Die **Postmenopause** bezeichnet die folgenden zehn Jahre nach der letzten Menstruation. Die Beschwerden beginnen, abzuklingen, weil die Veränderungen im Hormonhaushalt langsam nachlassen und dieser seine neue Balance findet.

Die Wechseljahre kennzeichnen den Übergang in eine neue Lebensphase. In vielen alten Kulturen gelten Frauen, deren Menstruation im reiferen Alter ausbleibt, als erfahren, weise, und sie genießen hohes Ansehen. In der westlich geprägten Welt hingegen, in der Jugendlichkeit das höchste Ideal darstellt, ist es schwerer, eine positive Einstellung zu den Wechseljahren einzunehmen. Mit dem Ende der Periode fürchten Frauen, mit ihrer Fruchtbarkeit auch ihre Weiblichkeit und Attraktivität und damit an Wert zu verlieren.

Im Englischen werden die Wechseljahre auch als »The Chance« bezeichnet, und tatsächlich kann es eine Zeit sein, in der wir uns mehr auf uns selbst besinnen, auf das zurückblicken, was wir bereits geleistet haben, und neue Pläne für die Zukunft schmieden.

Werden Sie sich bewusst, dass das ganze Leben in Phasen verläuft und in jeder Phase neue Kräfte entstehen. Das gilt auch für die Wechseljahre, selbst dann, wenn Sie sich gerade vielleicht eher erschöpft fühlen. Dieser Lebensabschnitt birgt große Entwicklungschancen, wenn Sie ihn bewusst durchschreiten, auf den eigenen Körper hören und sich Ruhe gönnen. Es kann eine Zeit der Selbstfindung sein, der Neuorientierung und Befreiung. Etwas Altes geht zu Ende, aber in jedem Abschied liegt auch ein Neubeginn.

Der Körper leistet in den Wechseljahren Schwerstarbeit und braucht Zeit und Geduld für die Umstellung. Einmal mehr ist Wertschätzung wichtig: für sich selbst, für den eigenen Körper, für das Leben überhaupt. Neben gesunder Ernährung, ausreichend Bewegung an der frischen Luft und der Vermeidung von Stress bietet Jin Shin Jyutsu eine hervorragende Unterstützung, um das Klimakterium möglichst entspannt zu durchlaufen.

Nutzen Sie diese Kunst der Harmonisierung, um sich liebevoll zu umsorgen. Vertrauen Sie dabei Ihrer Intuition, und lauschen Sie in sich hinein. Ihr Körper weiß, was er braucht.

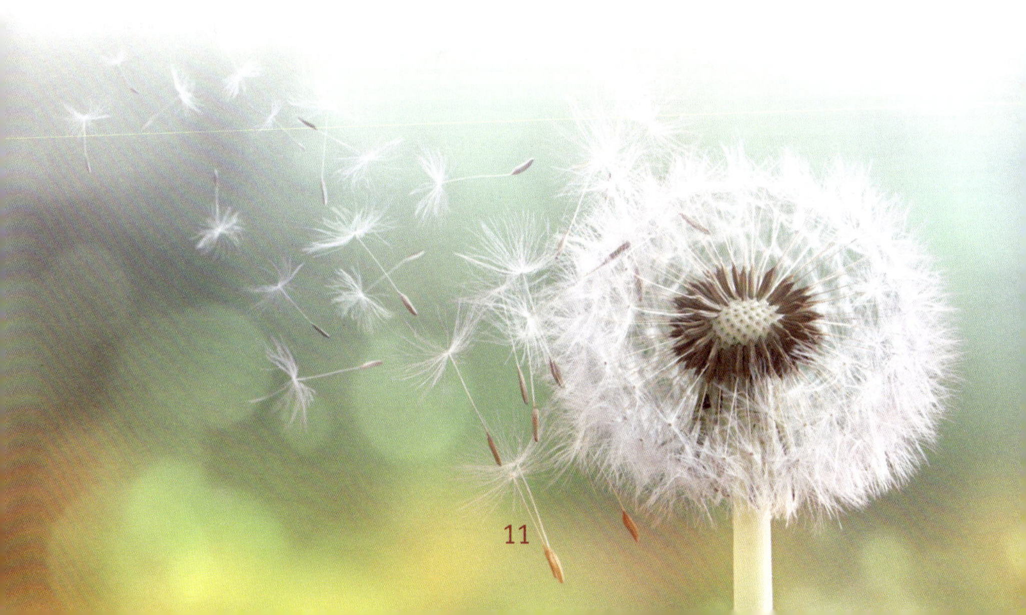

# JIN SHIN JYUTSU – Die Kunst des Heilströmens

## Was ist Jin Shin Jyutsu?

Jin Shin Jyutsu ist ein altes Wissen um die Harmonisierung der Lebensenergie, von dem man erzählt, dass es vor Hunderten von Jahren weithin bekannt war und von Generation zu Generation mündlich überliefert wurde, bis es irgendwann in Vergessenheit geriet.

Der Japaner Jiro Murai hat Anfang des 20. Jahrhunderts diese sanfte Kunst der Selbstheilung durch seine eigene Genesung von einer schweren Krankheit wiederentdeckt, erforscht, sein Wissen aufgeschrieben und es an seine Schüler Kato Sensei und Mary Burmeister weitergegeben. Dadurch hat sie einen japanischen Namen bekommen: Jin Shin Jyutsu, was übersetzt »die Kunst des Schöpfers durch den mitfühlenden Menschen« heißt.

Jin: Wissender, mitfühlender Mensch
Shin: Schöpfer
Jyutsu: Kunst

Mary Burmeister brachte das Wissen um das Jin Shin Jyutsu in die westliche Welt und hat es uns somit wieder zugänglich gemacht.

Jin Shin Jyutsu können Sie bei sich selbst und auch bei anderen Menschen anwenden. Indem Sie die Hände auf bestimmte Punkte am Körper legen, bringen Sie die Lebensenergie wieder in Schwung. Dann können sich Blockaden lösen, die Resilienz, Ihre innere Widerstandskraft, wird gestärkt, das Hormonsystem wird ausbalanciert, und die Selbstheilungskräfte werden mobilisiert. Körper, Geist und Seele richten sich auf Heilung aus. So können auch Beschwerden oder Symptome gelindert werden oder verschwinden ganz.

Diese Energiepunkte werden auch »Energieschlösser« oder »Sicherheitsenergieschlösser« genannt. Sie befinden sich innerhalb der Energiebahnen, die Leben in den Körper bringen. Entstehen in diesen Bahnen Blockaden, wird der Energiefluss in der betreffenden Region unterbrochen und letztlich das gesamte Energieströmungsmuster durcheinandergebracht, was wiederum unsere Selbstheilungskräfte schwächt.

**Indem Sie die Hände auf bestimmte Sicherheitsenergieschlösser oder andere Kraftpunkte legen, bringen Sie sich seelisch, körperlich und geistig wieder ins Gleichgewicht. Blockaden lösen sich auf, Stress, Angst und andere seelische, aber auch körperliche Beeinträchtigungen können weichen.**

## Die Anwendung des Jin Shin Jyutsu

Beim Jin Shin Jyutsu halten Sie in der Regel zwei Punkte am Körper gleichzeitig, meistens sind das zwei Sicherheitsenergieschlösser. Legen Sie die Finger oder die Handfläche so lange auf die angegebenen Punkte, bis die Lebensenergie wieder ungehindert zu fließen beginnt. Sie spüren das. Es fühlt sich an wie ein Kribbeln, ein inneres Strömen oder ein gleichmäßiges Pulsieren. Das kann jeder Mensch etwas unterschiedlich wahrnehmen. Sie tun nichts weiter, als diese Punkte zu halten. Sie geben Ihrer Lebensenergie sozusagen Starthilfe, sodass sich Ihre inneren Batterien wieder aufladen können.

Halten Sie also die jeweils angegebenen Punkte mit den Fingern, den Fingerspitzen oder den Handflächen, und zwar so lange, bis Sie ein gleichmäßiges Strömen oder Pulsieren spüren. Anfangs ist dieses Pulsieren oder Strömen oft nicht deutlich wahrnehmbar, es kann etwas dauern, bis Sie sich auf die feinen Energien eingestimmt haben und diese wahrnehmen.

Bis dahin richten Sie sich einfach nach folgenden Grundregeln:

- Halten Sie jeden Griff 3–5 Minuten, und gehen Sie dann zum nächsten über.
- Wenn Sie nur einen Griff machen, können Sie 10–15 Minuten strömen.
- Bei einem längeren Strom wie dem Zentralstrom, der aus sieben Schritten besteht, nehmen Sie sich für den ganzen Strom ungefähr 30 Minuten Zeit, das wären dann ca. 4 Minuten pro Griff.
- Strömen Sie so lange, wie Sie es als angenehm und bequem empfinden.

- Wenn es anstrengend wird, wechseln Sie zu einem anderen Griff, oder pausieren Sie.
- Wenn manche Punkte für Sie nicht gut zu erreichen sind, halten Sie einfach andere, denn es gibt immer verschiedene Möglichkeiten.
- Und sollten Sie Probleme haben, die Energieschlösser an den Füßen zu erreichen: Der Ersatzpunkt für alle Energieschlösser an den Füßen ist das **SES 15** (S. 35) im Bereich der Leiste.

Wichtig ist: Sie können nichts falsch machen! Auch wenn Sie ein Energieschloss lieber auf der anderen als der angegebenen Körperseite halten, weil das für Sie bequemer ist, tun Sie das. Das Wichtigste ist, dass Sie sich dabei entspannt und wohlfühlen. Strömen ist immer an die Körperintelligenz gekoppelt: Der Körper nutzt das Strömen da, wo er es braucht, leitet die Energie also an die entsprechende Stelle des Körpers.

## Entspannen Sie sich

Jin Shin Jyutsu ist mühelos. Lassen Sie alle Anstrengung und Bemühung los. Es darf einfach sein. Achten Sie einfach darauf, was Ihnen guttut. Richten Sie Ihre Aufmerksamkeit nicht auf die Probleme oder Symptome, die Sie belasten, sondern schauen Sie auf die Harmonie, die in der Tiefe ist. Dieser harmonische Puls ist immer da, auch wenn er vielleicht gerade nur ganz leise ist, aber solange wir leben, ist er immer vorhanden. Nehmen Sie diesen Puls wahr, der das Leben in den Körper bringt und den einwandfreien Kreislauf aufrechterhält. Durch das Strömen stärken Sie diesen Puls.

Wenn Sie einen Strom oder einen einzelnen Griff strömen und dies als unbequem oder anstrengend empfinden, dann ist er in dem Moment nicht der richtige. Gehen Sie dann einfach gleich weiter zum nächsten Griff, oder machen Sie einen anderen Strom, der Ihnen mehr entspricht und bei dem Sie sich entspannt und wohlfühlen. Es gibt immer mehrere Möglichkeiten beim Strömen. Wenn wir angestrengt sind, baut sich ein Widerstand auf, und dann entsteht schnell eine neue Blockade. Wir haben zwar gelernt, dass wir uns bemühen, etwas leisten müssen, wenn wir etwas erreichen wollen, aber beim Strömen ist es genau andersherum: Je leichter und entspannter es ist, desto freier kann die Energie fließen und desto schneller kommen wir nach und nach immer mehr in Harmonie.

## Bleiben Sie dran

Gerade bei großen hormonellen Ungleichgewichten, bei Stress, Ängsten oder Depressionen ist es wichtig, regelmäßig zu strömen. Sie können mehrmals täglich einfach zwischendurch für ein paar Minuten strömen und so einen regelmäßigen Impuls geben. Nutzen Sie die Zeit, wenn Sie z. B. an der Kasse im Supermarkt stehen oder an einer Ampel warten, indem Sie einfach einen Finger halten (S. 52). Oder Sie strömen ein- oder zweimal am Tag etwas länger und in aller Ruhe. Ob Sie dabei stehen, sitzen oder liegen, ist ganz Ihnen überlassen.

Im Jin Shin Jyutsu geht es nicht darum, Symptome »zu beseitigen« – auch wenn bestimmte Griffe bestimmen Symptomen zugeordnet sind –, sondern es geht um die Wiederherstellung des vollkommenen Gleichgewichtes. Lästige Beschwerden werden nicht einfach bekämpft, sondern das ganze Körpersystem wird nach und nach wieder harmonisiert. Durch regelmäßiges Strömen kommen Sie körperlich, seelisch und geistig in einen tiefen Entspannungszustand, in dem umfassende Regeneration und Heilung geschehen können.

## Haben Sie Geduld und Vertrauen

Lassen Sie sich nicht verunsichern, wenn Sie bei einem bestimmten Thema, weswegen Sie strömen, zuerst einmal keine deutliche Veränderung bemerken. Strömen wirkt immer – aber manchmal eben nicht zuerst da, wo Sie es erwarten oder ersehnen. Das Körpersystem reguliert immer zuerst das, was gerade am notwendigsten ist. Vielleicht werden Sie insgesamt entspannter oder schlafen besser. Das bedeutet allerdings nicht, dass das Strömen einen Arzt ersetzen kann. Lassen Sie es abklären, wenn es Ihnen schlecht geht. Strömen können Sie immer, auch zusätzlich zu einer ärztlichen Behandlung.

Jedes Strömen bringt mehr Harmonie, reguliert das Hormonsystem, stärkt das Immunsystem und regt die Selbstheilungskräfte an. Auch wenn Sie mehr oder weniger unangenehme Beschwerden haben, genervt sind von Hitzewallungen oder anderen diversen Begleiterscheinungen der Wechseljahre, ist es wichtig, dass Sie sich immer wieder daran erinnern, sich beim Strömen nicht auf die Symptome zu konzentrieren, sondern darauf, einen Weg hin zu mehr Harmonie zu finden und gut für sich selbst zu sorgen.

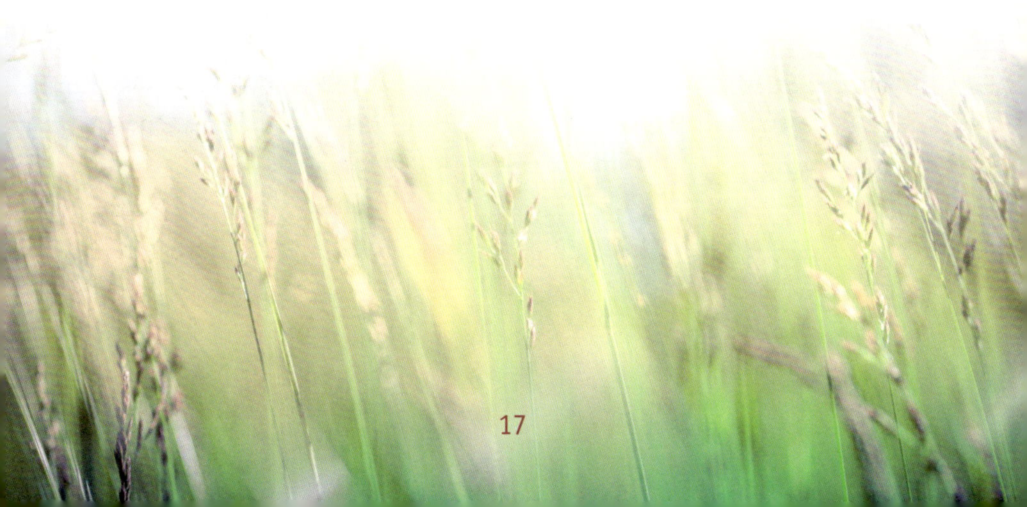

# DIE 26 ENERGIESCHLÖSSER – Tore zum Himmelreich



Die Energieschlösser bzw. Sicherheitsenergieschlösser (Abkürzung: SES) sind, wie schon erwähnt, bestimmte Punkte am Körper, an denen Energie in hochkonzentrierter Form vorliegt. Bei einer Berührung leiten sie den Reiz weiter und können somit viel in Bewegung setzen, denn sie befinden sich innerhalb der Energiebahnen, die Leben in den Körper bringen. Entstehen in diesen Bahnen Blockaden, wird der Energiefluss in der betreffenden Region unterbrochen und letztlich das gesamte Energieströmungsmuster durcheinandergebracht. Dann entstehen Disharmonie und Krankheit. Auch sind diese Sicherheitsenergieschlösser – daher der Name – ein Frühwarnsystem unseres Körpers. Wenn bestimmte Bereiche überlastet sind, fungieren sie sozusagen als Stromkreisunterbrecher – sie verschließen sich, damit sich das Ungleichgewicht nicht im ganzen Körper ausbreitet. Zudem geben sie uns dann auch wieder einen Hinweis auf den Ursprung des Ungleichgewichtes, und durch das Halten des Energieschlosses, also das Strömen, kann sich dieses Ungleichgewicht oder die Blockade wieder auflösen. Deshalb werden die Energieschlösser auch »Tore zum Königreich« genannt.

Jedes Energieschloss hat eine bestimmte Bedeutung und steht im Zusammenhang mit Körper, Geist und Seele. Wenn Sie die Hände auf das jeweilige Energieschloss legen, lösen sich Blockaden, kommt die Energie wieder in Schwung und können sich seelische und körperliche Beeinträchtigungen auflösen.

Die 26 Energieschlösser befinden sich symmetrisch zur Wirbelsäule angeordnet auf jeder Körperseite.

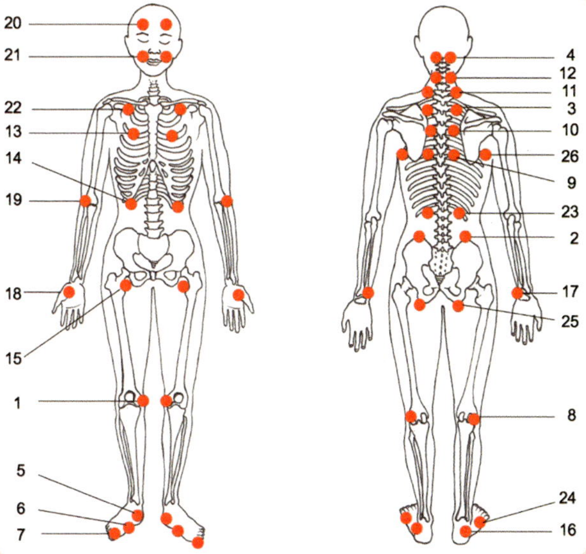

Jedes Energieschloss ist ungefähr handtellergroß, das heißt, wenn Sie die ungefähre Lage des Schlosses kennen, können Sie es nicht verfehlen.

Bei manchen Energieschlössern kann man auch einen hohen oder tiefen Punkt verwenden. Dieser liegt dann ca. eine Handbreit oberhalb bzw. unterhalb des jeweiligen Energieschlosses.

## SES 1

fördert eine tiefe und leichte Ausatmung; hilft beim Durchatmen und Loslassen; unterstützt die Erneuerung und Veränderung; sorgt für innere Stabilität; löst Stress; macht den Kopf frei; fördert den Selbstwert und das Selbstbewusstsein; hilft, in die Handlung/in Bewegung zu kommen, die eigenen Fähigkeiten auszudrücken, authentisch zu sein und Lösungen und Möglichkeiten zu sehen; harmonisiert die Haut; strafft das Bindegewebe; hilft der Verdauung; harmonisiert das Gewicht

Das **SES 1** befindet sich an der Innenseite der Knie.

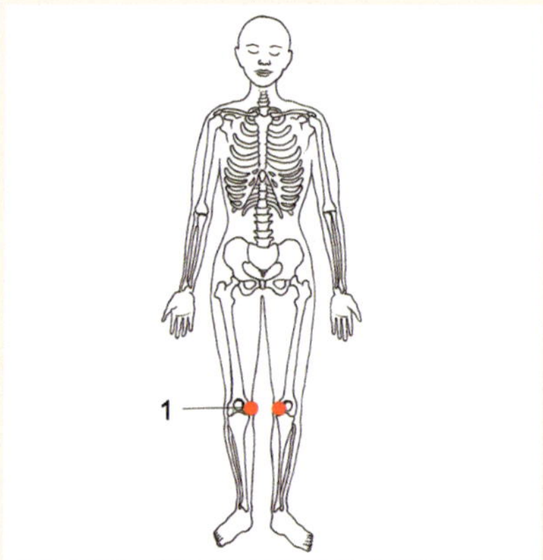


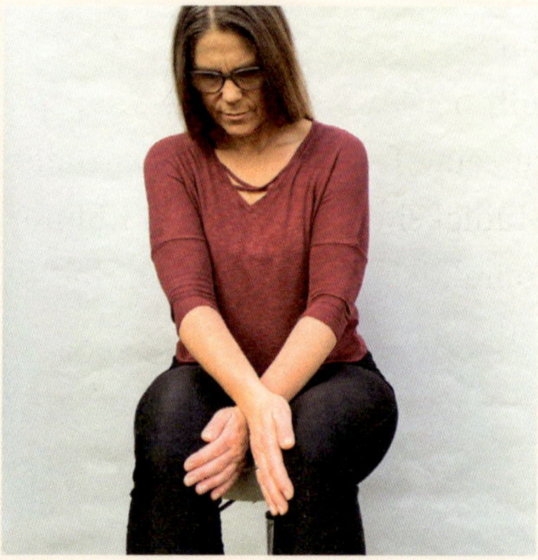

Das **hohe SES 1** befindet sich ca. eine Handbreit oberhalb des SES 1, an der Innenseite der Oberschenkel.

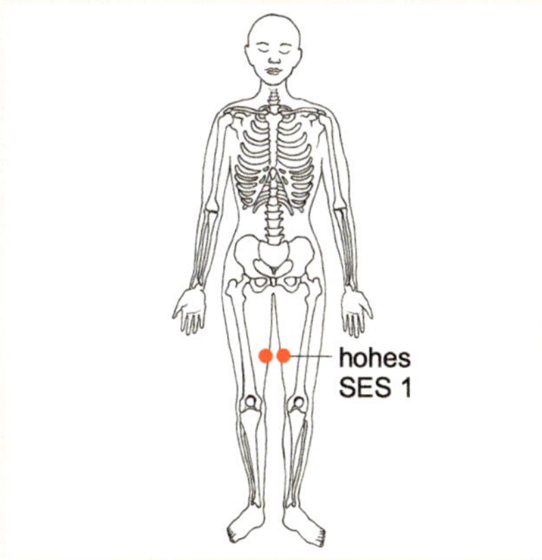


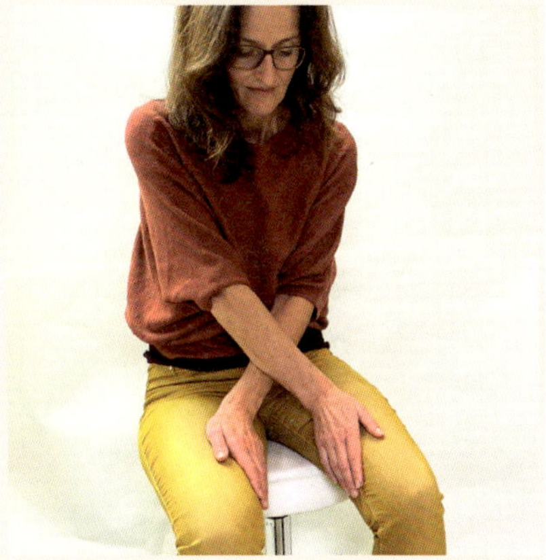

Im Buch wird meistens das SES 1, manchmal aber auch das hohe SES 1 geströmt. Schauen Sie einfach, was sich für Sie besser anfühlt.

## SES 2

fördert die Einatmung; stärkt die Bereitschaft, zu empfangen; schenkt Lebenskraft; hilft, sich wieder aufzurichten und aufrecht durchs Leben zu gehen; gibt dem Leben Struktur; schenkt Vertrauen; hilft bei Verzweiflung, Konkurrenzdenken, Angst, nicht gut genug zu sein, Traurigkeit, Melancholie, Spannung, Stress, Erschöpfung, Müdigkeit, Schwindel und Blutdruckproblemen; persönlicher Chiropraktiker; stärkt Hüften und Beine; hält Körper und Rücken gerade; vitalisiert alle Organe

Das **SES 2** befindet sich am Rücken am oberen Beckenrand.

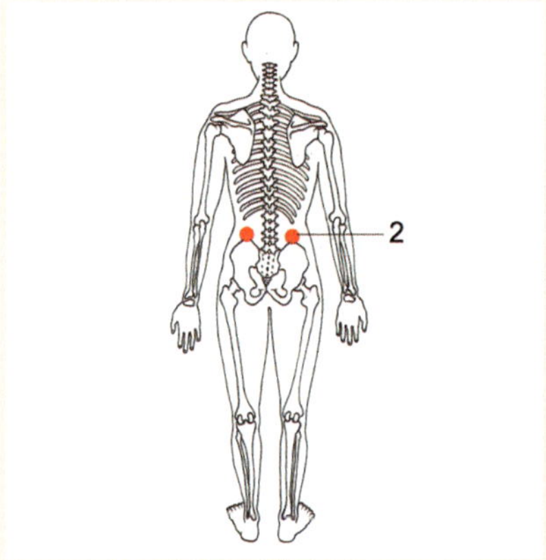


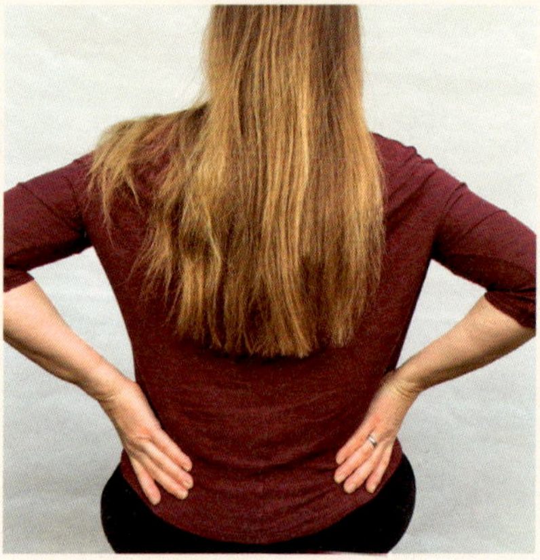

## SES 3

die Tür, die aufschwingt, damit sich Spannungen entladen und gereinigte Energie und neue Kraft empfangen werden können; unterstützt, in die Handlung zu kommen, den Blickwinkel zu verändern und Herausforderungen des Lebens mit Leichtigkeit zu begegnen; fördert Verständnis; löst Stress; hilft, Zweifel und Erwartungen loszulassen; harmonisiert das Hormon-, Lymph- und Immunsystem; hilft bei Erkältung, Grippe und Allergien

Das **SES 3** befindet sich am Rücken zwischen dem oberen Eck des Schulterblattes und der Wirbelsäule.

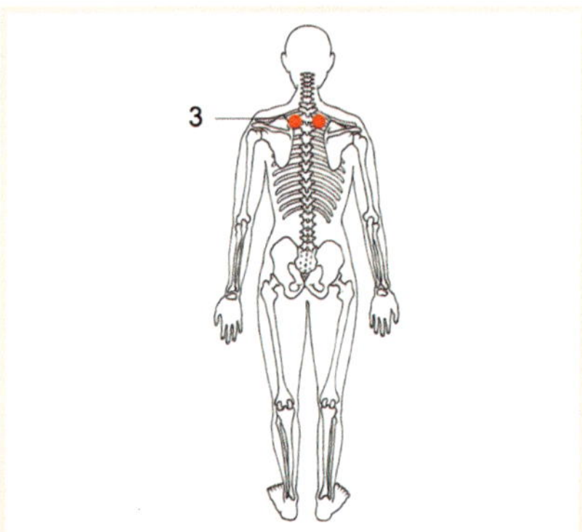

Da Sie beide SES 3 selbst nicht entspannt strömen können, halten Sie das **SES 3** mit dem **SES 15**.

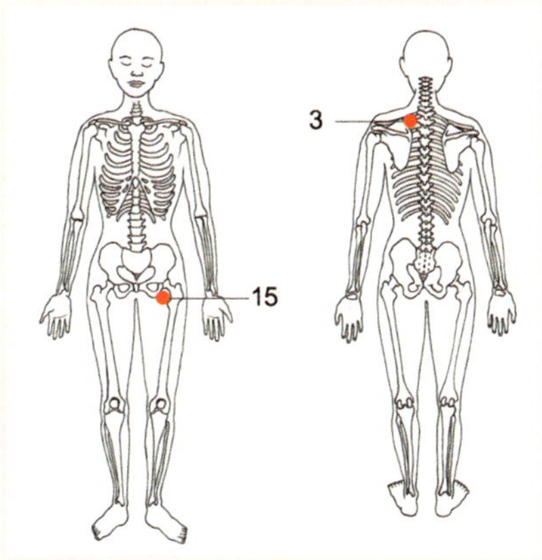


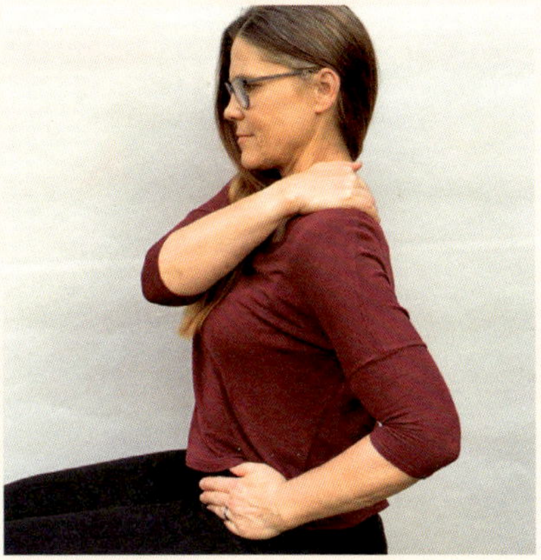

## SES 4

das Fenster, das den Lebensatem hereinlässt; belebt bei Müdigkeit und stärkt die Konzentration; hilft, Visionen in die Welt zu bringen, Ängste und Zweifel zu lösen; bringt tiefes Vertrauen; wichtiges Energieschloss bei Ängsten und Depressionen; wirkt beruhigend; hilft, zu entspannen und abzuschalten; fördert neue Sichtweisen; hilft bei Schlaflosigkeit, Augen- und Ohrenproblemen; harmonisiert die Schilddrüse und das Hormonsystem; unterstützt die Leber und die Blase; Erste-Hilfe-Punkt bei Bewusstlosigkeit, Schock und anderen Notfällen

Das **SES 4** befindet sich im Nacken an der Schädelbasis.

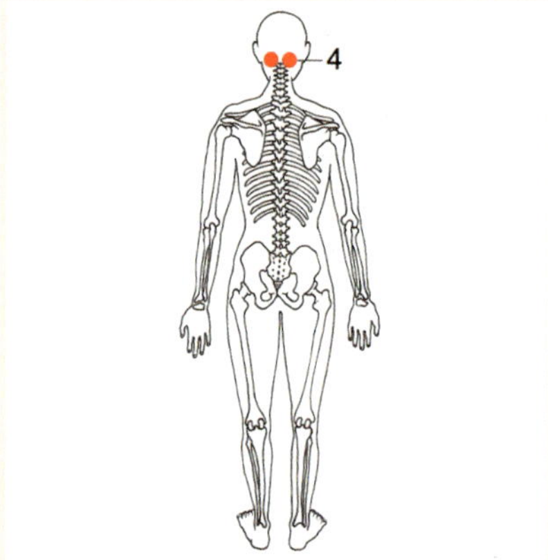


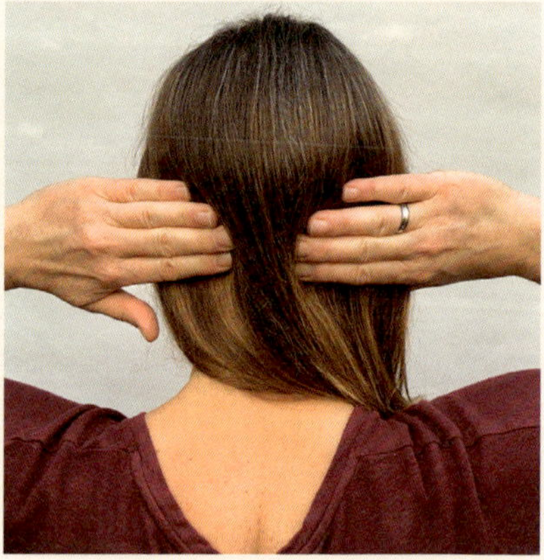

## SES 5

persönlicher Psychologe; löst Ängste und Verunsicherung; hilft, das Alte loszulassen und das Neue anzunehmen; fördert die Erneuerung; schenkt Vertrauen und Unvoreingenommenheit; löst Zweifel; stärkt die Intuition, den Lebenswillen und die Lebendigkeit; hilft, alte Gedanken und Gewohnheiten abzulegen sowie selbst auferlegte Begrenzungen zu lösen; harmonisiert die Ohren; unterstützt die Milz und Bauchspeicheldrüse; aktiviert den Stoffwechsel

Das **SES 5** befindet sich an der Innenseite des Fußgelenkes zwischen Knöchel und Ferse.

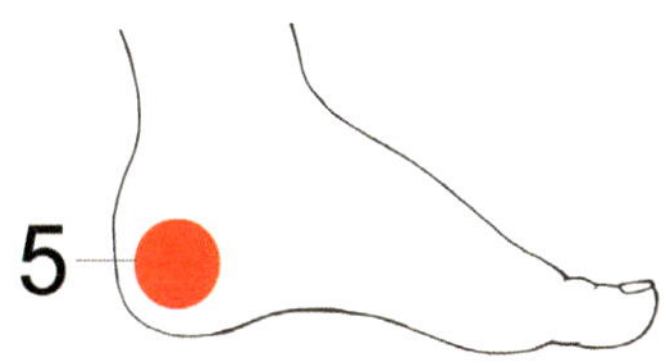


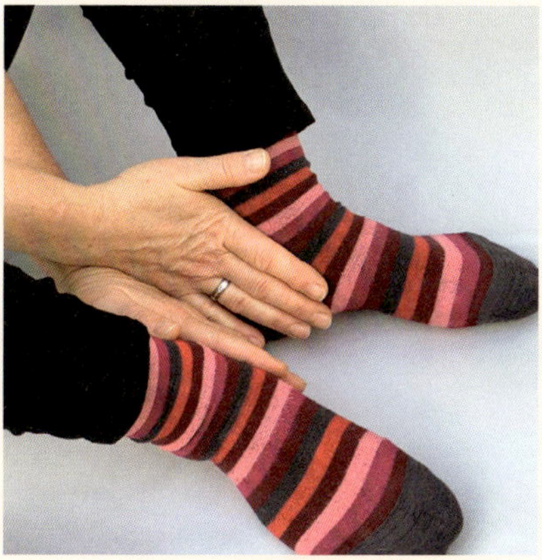

Das **SES 16** unterstützt das **SES 5,** daher können Sie beide Energieschlösser gut zusammen halten.

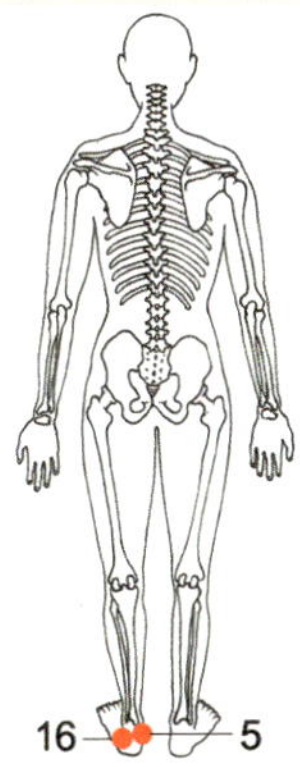


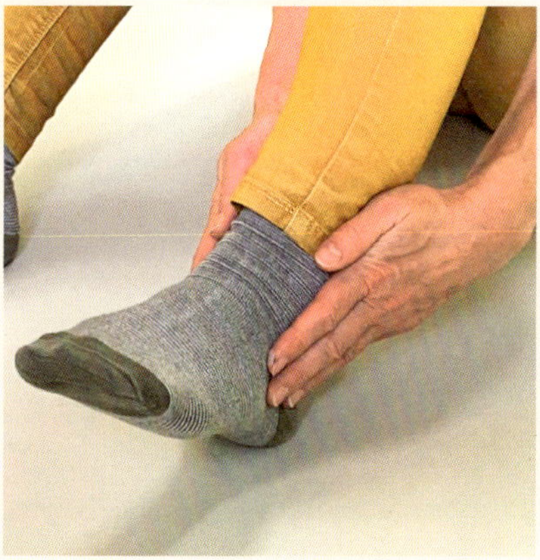

## SES 6

fördert die emotionale und körperliche Balance; hilft, aufrecht, aufrichtig und authentisch zu sein; unterstützt den Stoffwechsel und die Nieren; löst Spannungen in den Schultern, im Rücken, in den Hüften und im Becken; persönlicher Chiropraktiker

Das **SES 6** befindet sich an der Innenseite des Fußes am Fußgewölbe.

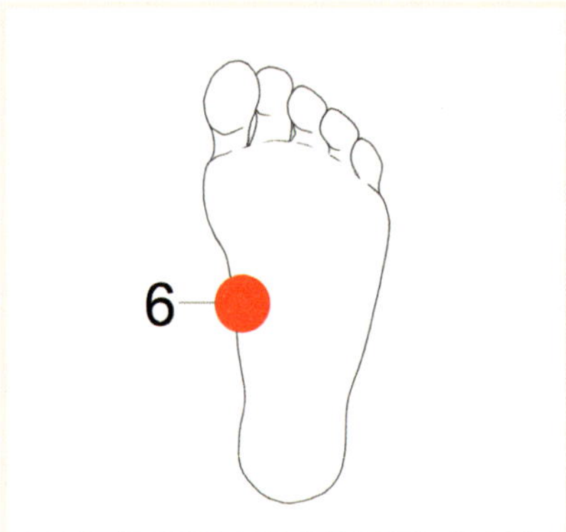


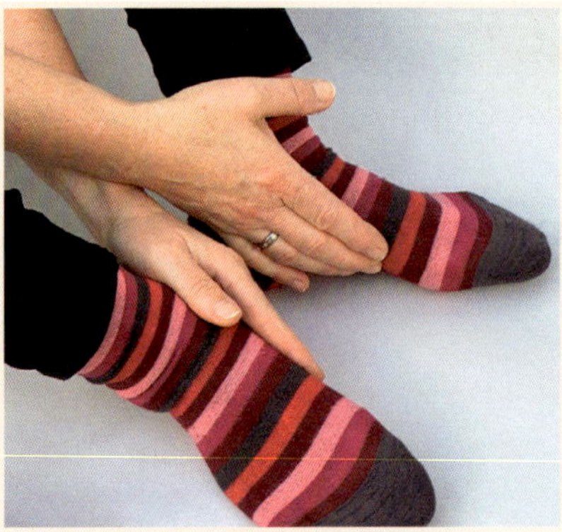

Das **SES 15** unterstützt das **SES 6,** daher können Sie beide Energieschlösser gut zusammen halten.

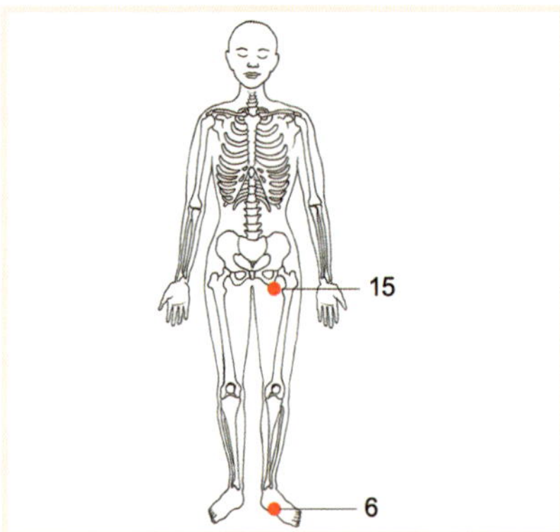


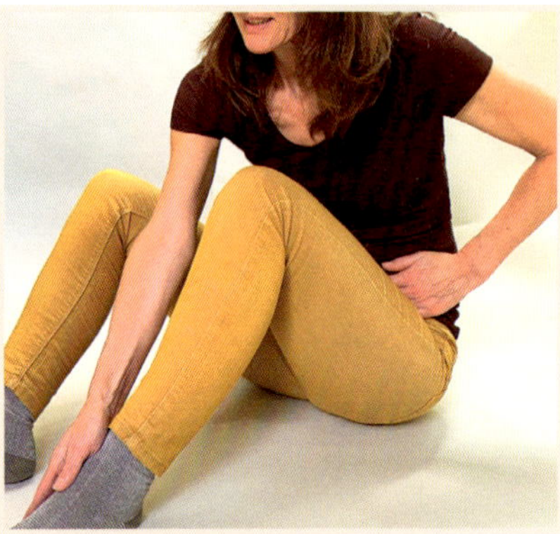

## SES 7

steht für Sieg und vollkommene Lebenskraft; hilft, alles loszulassen, was behindert und Erfolg erschwert; bringt Klarheit; macht den Kopf frei; verbindet Denken und Fühlen; unterstützt, krank machende Gewohnheiten loszulassen; stärkt die Geduld mit sich selbst; schenkt Freude und Leichtigkeit; löst Stress und Spannungen im Kopf, im Rücken und in den Hüften; Erste-Hilfe-Punkt bei Bewusstlosigkeit, Schock und anderen Notfällen; unterstützt die Hypophyse bei der Hormonsteuerung; stärkt die Leber und den Magen; hilft bei der Entgiftung; harmonisiert die Atmung

Das **SES 7** befindet sich an der Unterseite des großen Zehs.

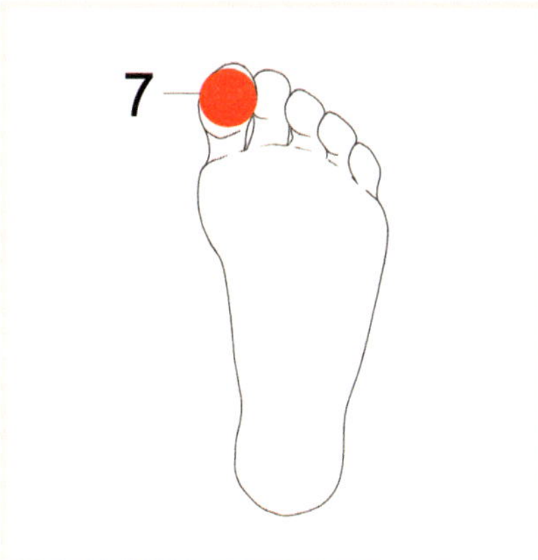


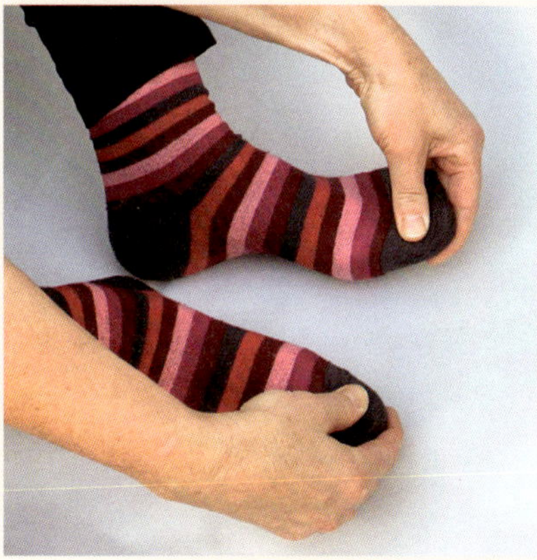

Um das SES 7 zu öffnen, können Sie auch das **SES 2** zusammen mit dem **SES 15** halten.

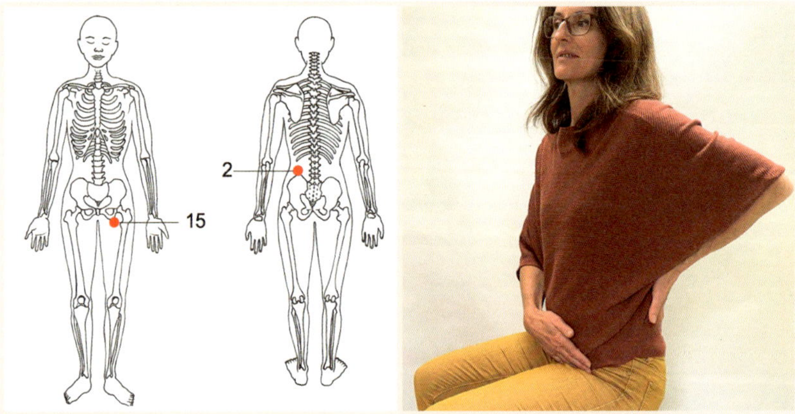


## SES 8

unterstützt die Verbindung von Gegensätzen; hilft, mit dem Rhythmus, der Stärke und dem Frieden des Universums in Einklang zu kommen; gibt Vertrauen; schenkt Selbstakzeptanz, innere Ruhe und Frieden; fördert den konstruktiven Umgang mit Wut und Ärger; hilft, die unendlichen Möglichkeiten im Leben zu entdecken; harmonisiert die Muskeln und die Haut; reguliert den Wärmehaushalt; hilft bei Hitzewallungen, Zahn- und Kieferproblemen; harmonisiert alle Aufnahme- und Ausscheidungsfunktionen

Das **SES 8** befindet sich an der Außenseite der Kniekehle.

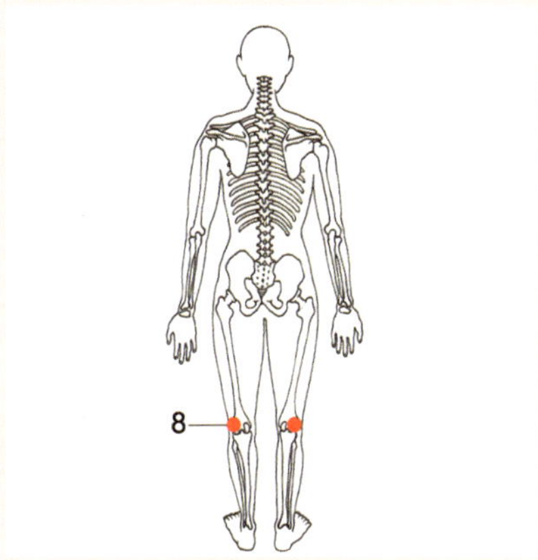


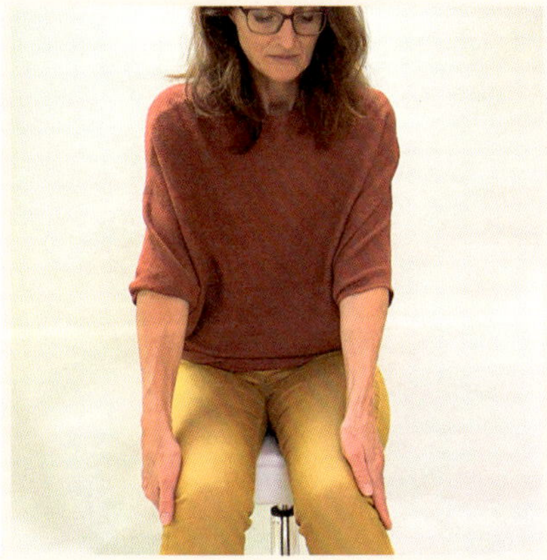

Das **tiefe SES 8** befindet sich an der Außenseite der Waden ca. eine Handbreit unterhalb des SES 8.

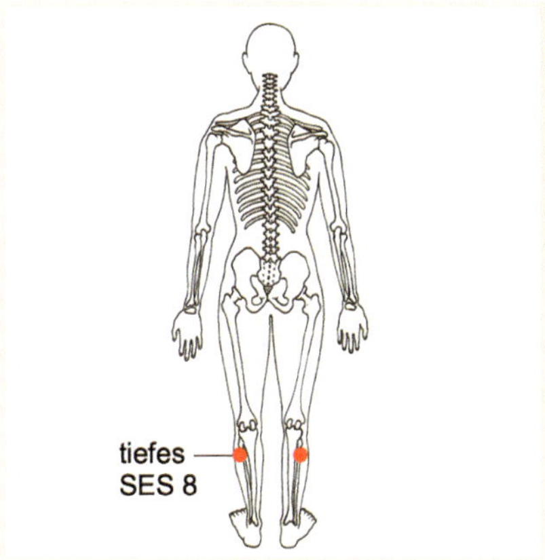


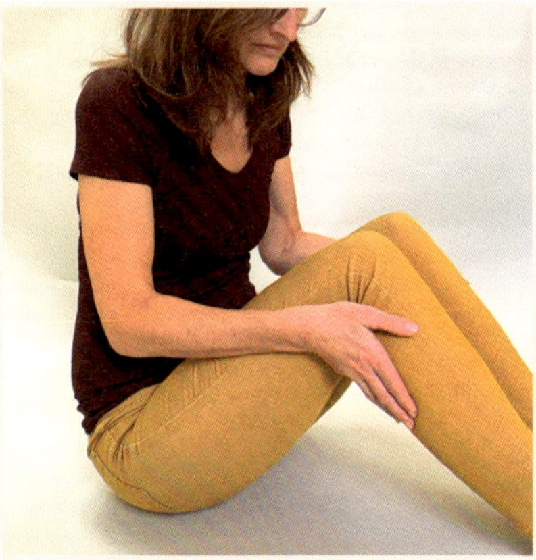

## SES 9

wichtiges Energieschloss in den Wechseljahren; hilft, mit Altem abzuschließen und Neues zu beginnen; unterstützt das Loslassen von Sorgen, Anspannung und Stress; bringt Klarheit; stoppt das Gedankenkarussell; harmonisiert Wut, Ärger, Gereiztheit, Frustration und Verzweiflung; lässt uns mit Freude und Leichtigkeit vorwärtsgehen; harmonisiert Leber, Gallenblase, Magen, Milz, Bauchspeicheldrüse und Dickdarm; hilft bei allen Problemen, die mit den Füßen zu tun haben

Das **SES 9** befindet sich auf dem Rücken zwischen dem unteren Eck des Schulterblattes und der Wirbelsäule.

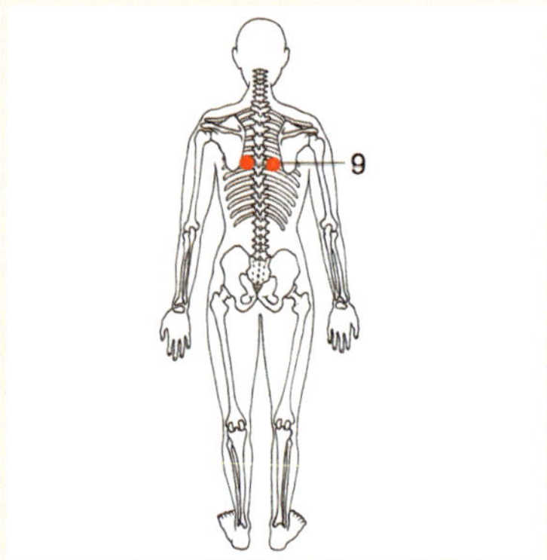


Da Sie dieses Energieschloss selbst nicht entspannt strömen können, ist der Ersatzpunkt dafür das **SES 19** in den Ellenbeugen.

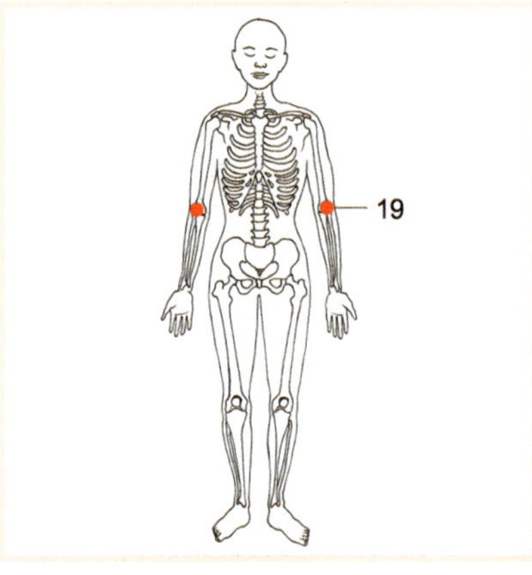


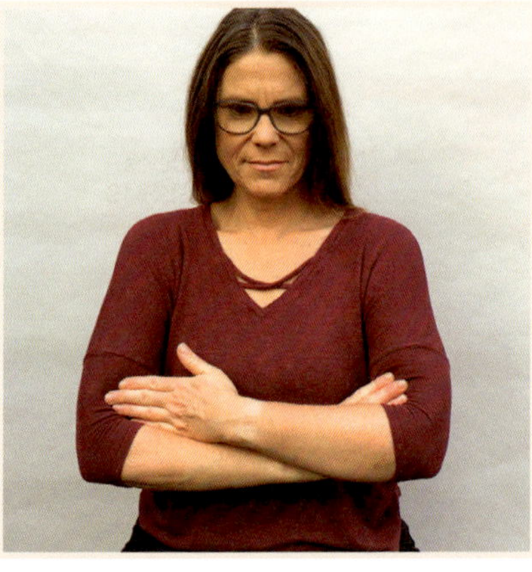

## SES 10

hilft, Fülle statt Mangel zu sehen; bringt geistige Klarheit; beruhigt die Emotionen; schenkt Lebenskraft; lässt uns Zusammenhänge erkennen; bringt Selbsterkenntnis, Heiterkeit und Gelassenheit; hilft, Gefühle zuzulassen; löst Bemühung auf; unterstützt alles, was mit der Stimme, dem Sprechen und dem Kehlkopf zu tun hat; harmonisiert den Kreislauf und Blutdruck; stärkt das Immunsystem

Das **SES 10** befindet sich auf dem Rücken oberhalb des SES 9 zwischen Mitte Schulterblatt und Wirbelsäule.

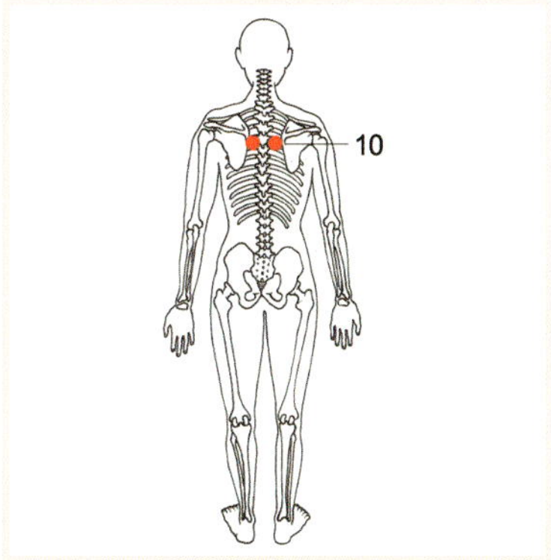


Auch hier gibt es einen Ersatzpunkt in der Selbsthilfe, und zwar das **hohe SES 19,** das sich an der Innenseite des Oberarmes ca. eine Handbreit oberhalb des SES 19 befindet.

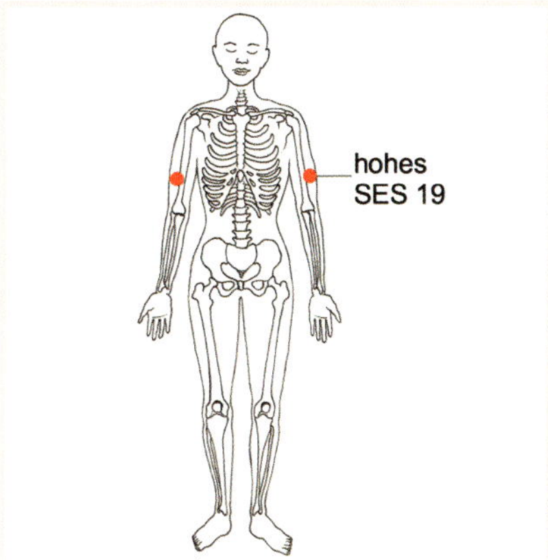


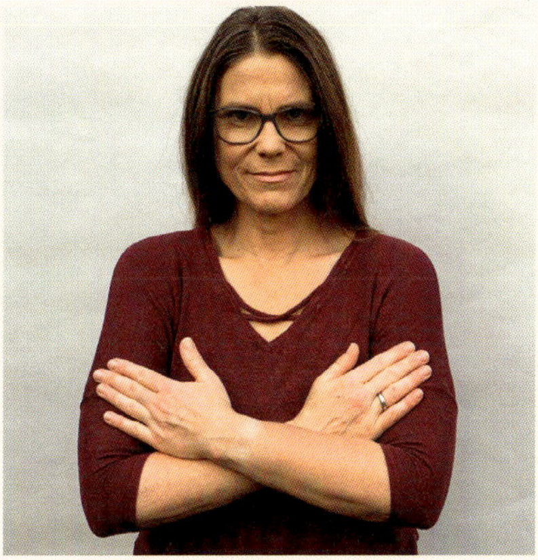

## SES 11

unterstützt das Loslassen von überflüssigem Gepäck (nimmt den »Rucksack« von den Schultern); fördert Gleichgewicht, Harmonie und Gelassenheit; löst Ängste, Traurigkeit und negatives Denken; hilft, Entscheidungen zu treffen und Schuldgefühle loszulassen; harmonisiert Schultern, Nacken, Kopf, Hüften und Beine; beugt Schlaganfall und hohem Blutdruck vor

Das **SES 11** liegt oben auf der Schulter.

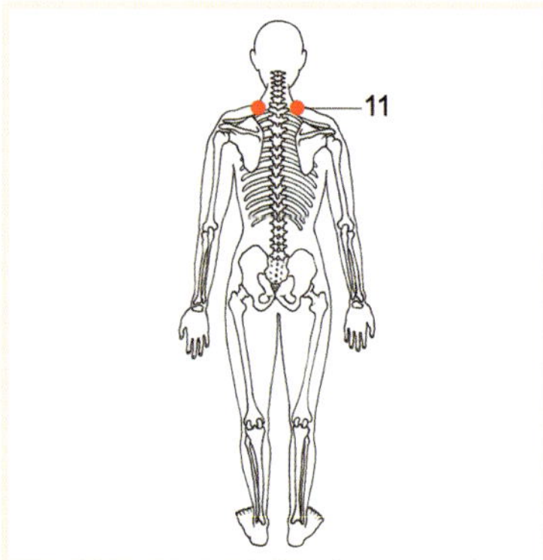


Beide SES 11 zusammen zu strömen, ist eher unbequem, darum halten Sie am besten das **SES 11** zusammen mit dem **SES 15.**

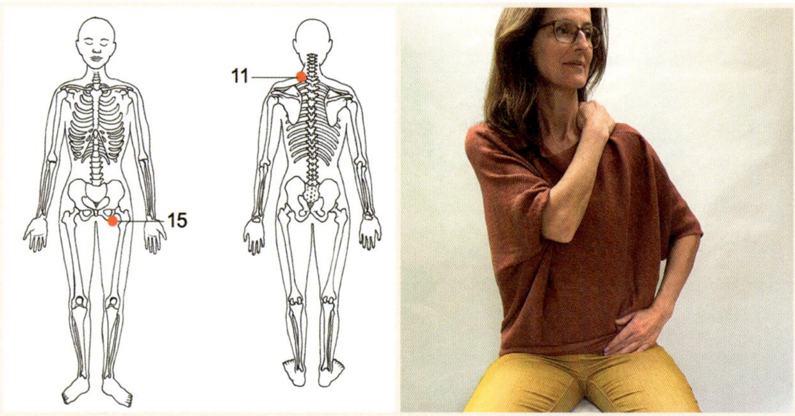

## SES 12

verbindet uns mit der universellen Quelle; schenkt Urvertrauen; löst Ängste, Depressionen und Aggressionen; stellt das emotionale Gleichgewicht wieder her; hilft, sich wieder als Teil des Ganzen zu erleben; löst alle körperlichen Verspannungen, vor allem in den Armen, Schultern und im Nacken

Das **SES 12** liegt in der Mitte des Nackens neben der Halswirbelsäule.

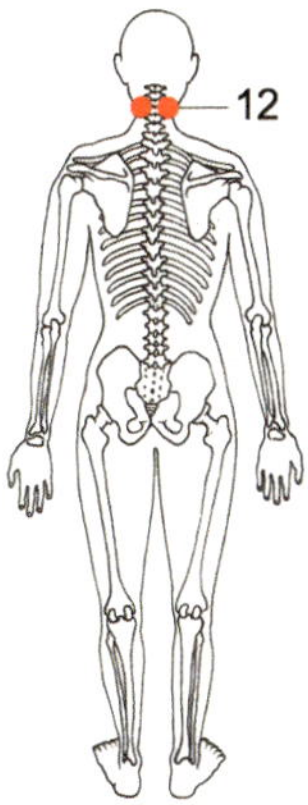


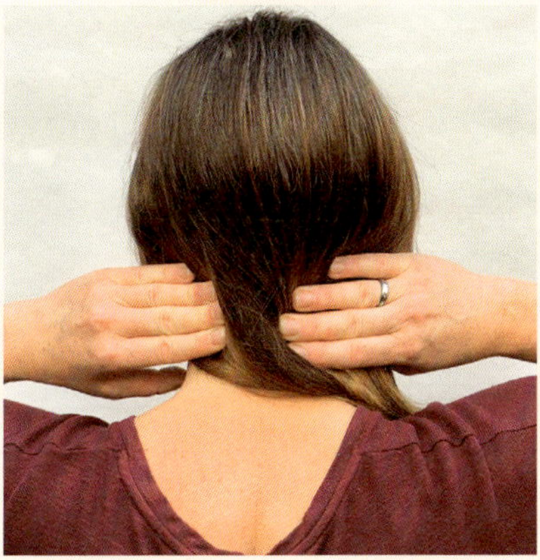

## SES 13

zentrales Energieschloss in den Wechseljahren; steht für Veränderung, Erneuerung, Bewusstseinswandel, Kreativität und Schöpferkraft; fördert inneres und äußeres Wachstum; unterstützt dabei, auch »Feinde« oder das, was einem feindlich erscheint (auch in sich selbst), zu lieben; hilft, Verantwortung zu übernehmen; stärkt die Selbstakzeptanz und Selbstliebe; hilft bei Enttäuschung und Frustration; harmonisiert Stimmungsschwankungen; reguliert das Hormonsystem; stärkt die Thymusdrüse und das Immunsystem; hilft bei Süchten; wirkt unterstützend bei allen schweren Erkrankungen

Das **SES 13** liegt auf der Brust knapp unterhalb der dritten Rippe.

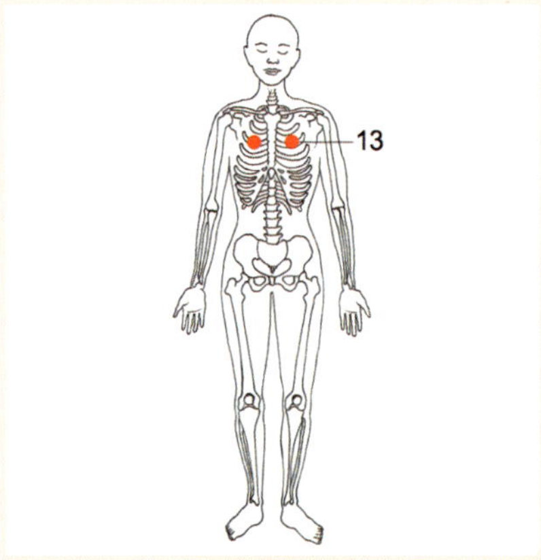

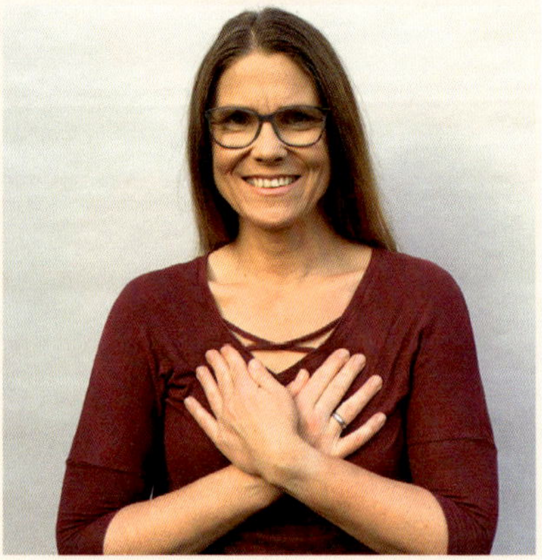

## SES 14

steht für das Nähren und Genährtwerden; stärkt das Bewusstsein, mit Himmel und Erde verbunden zu sein; fördert das (Ur-)Vertrauen; hilft, alles zu verdauen (körperlich und emotional); löst Neid, Eifersucht, Konkurrenzdenken, Mangel, Wut, Ärger und Sorgen; harmonisiert den Schlaf; sorgt für innere Stabilität; hilft bei Sodbrennen, Blähungen und Bauchschmerzen; reguliert die Nahrungsaufnahme und Verwertbarkeit von Nährstoffen; unterstützt die Fettverdauung und den Stoffwechsel; harmonisiert Leber, Gallenblase, Magen und Bauchspeicheldrüse

Das **SES 14** befindet sich auf dem Bauch unterhalb des letzten Rippenbogens.

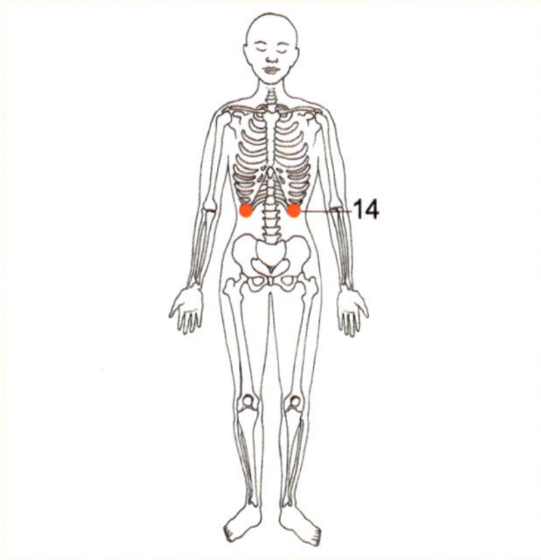


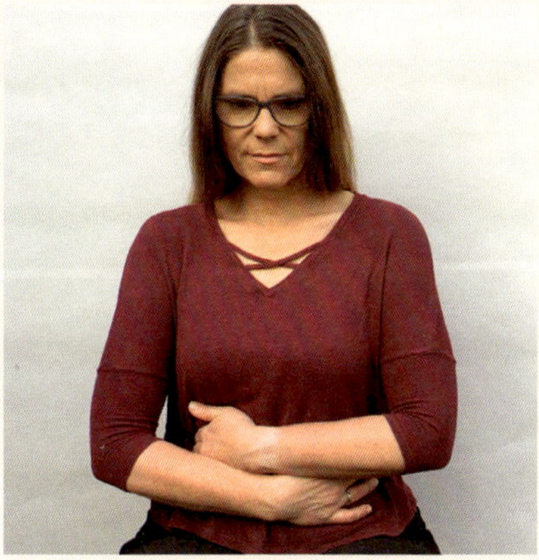

## SES 15

steht für Freude, Lachen, Glück und Leichtigkeit; unterstützt die Heilung aller Wunden (sichtbare und unsichtbare); fördert klare Gedanken und geistigen Frieden; schenkt Mut, Kraft, Lebendigkeit und das tiefe Gefühl von Sicherheit; lässt uns aus dem Herzen leben; hilft bei Erschöpfung und Stress; unterstützt das Herz und den Dünndarm; wichtiges SES für die Zeit vor und nach Operationen; stärkt die Sehnen und Bänder; hilft bei Krampfadern

Das **SES 15** befindet sich in der Leistenbeuge.

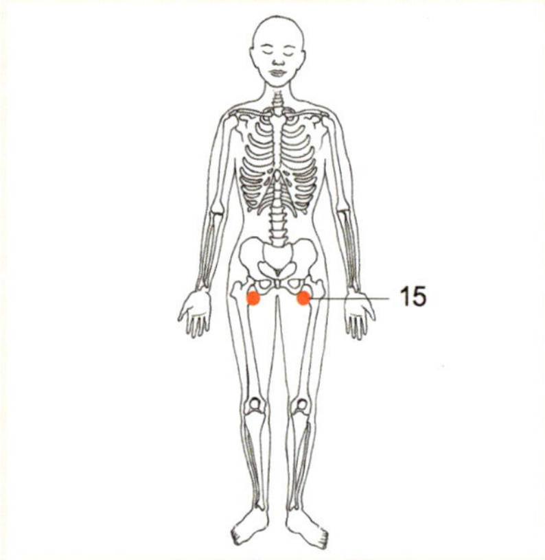


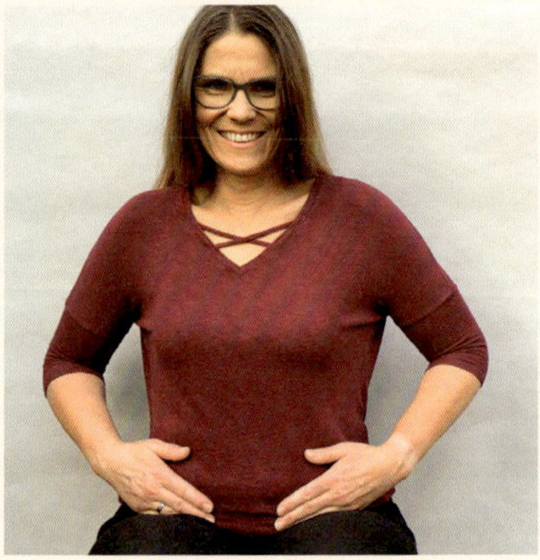

## SES 16

das Fundament, auf dem wir stehen; hilft, starre Muster und Gewohnheiten zu verabschieden; heilt alte Narben; löst Ängste und Unsicherheiten; lässt uns mit Freude und Enthusiasmus vorwärtsgehen und neue Wege beschreiten; löst Lähmungen und Verfestigungen; bringt in Bewegung; stärkt das Bindegewebe; harmonisiert das Gehirn und Bewegungszentrum; stärkt die Muskeln, Sehnen und Gelenke; harmonisiert Zähne, Zahnfleisch, Kiefer und Knochenbau; wichtiges SES bei Schmerzen (körperliche und seelische, zusammen mit SES 5)

Das **SES 16** befindet sich an der Außenseite des Fußgelenkes zwischen Knöchel und Ferse.

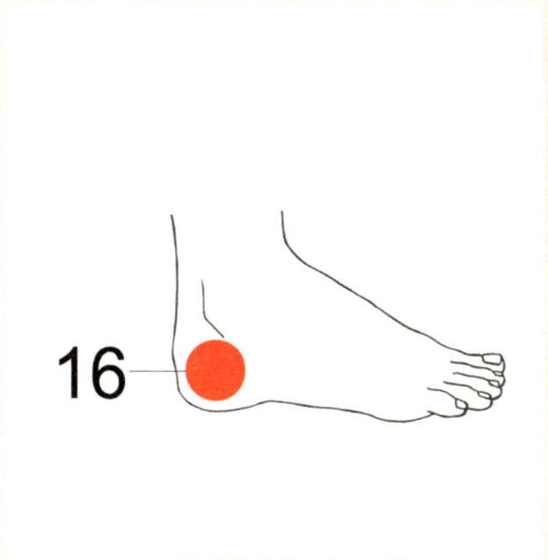


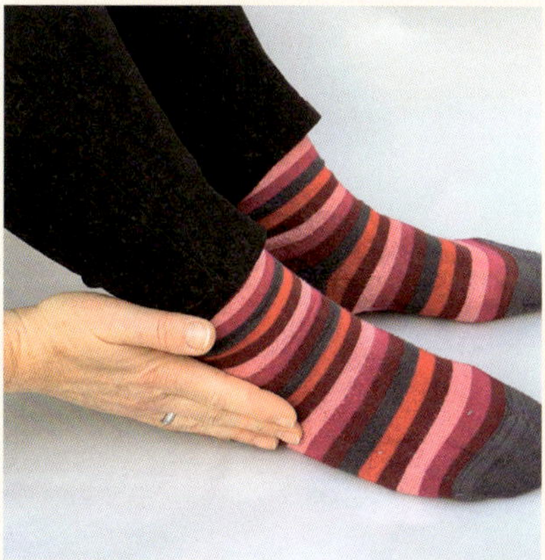

Das **SES 8** unterstützt das **SES 16,** daher können Sie beide Energieschlösser auch gut zusammen halten.

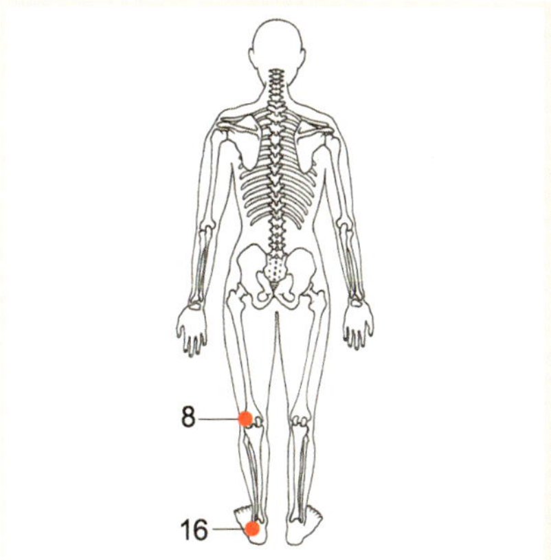


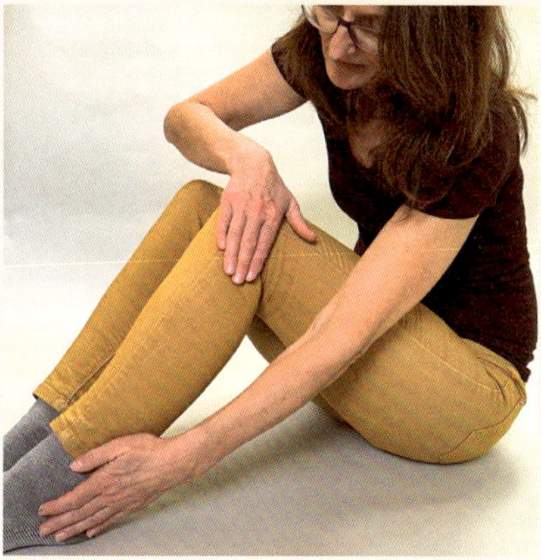

Oder Sie halten das **SES 16** und das **SES 5** (S. 25).

## SES 17

klärt den Geist; stoppt das Gedankenkarussell; befreit von Spannungen und Stress; bietet Zugang zur Intuition und schöpferischen Kraft; unterstützt bei Anstrengung und Bemühung; hilft bei Erschöpfung; harmonisiert das Nervensystem; hilft bei Zittrigkeit und Ohnmacht; stärkt das Herz und den Kreislauf; entspannt den Verstand und die Nerven; unterstützt die Verdauung und die Gelenke

Das **SES 17** befindet sich an der Außenseite des Handgelenkes auf der Seite des kleinen Fingers.

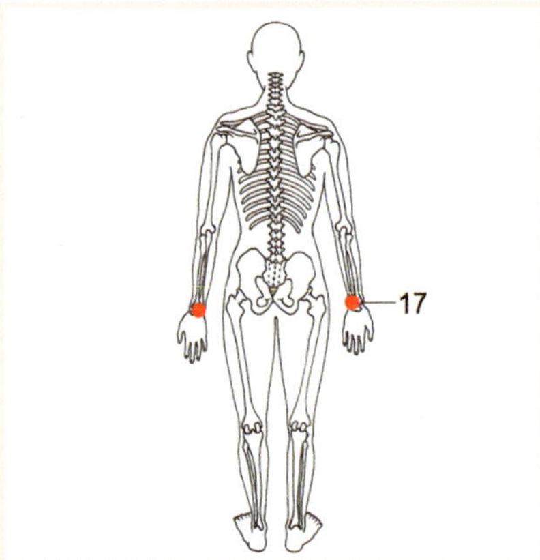


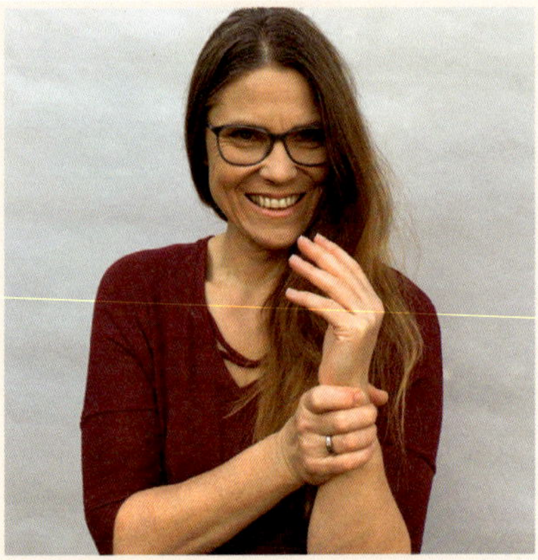

## SES 18

wirkt reinigend und beruhigend; harmonisiert das Denken/den Verstand; hilft, loszulassen; bringt Vertrauen; entspannt den Hinterkopf und Nacken; hilft bei Benommenheit und Schwindel; fördert einen gesunden Schlaf; gut bei allen Schlafproblemen

Das **SES 18** befindet sich an der Handinnenseite am Daumenballen.

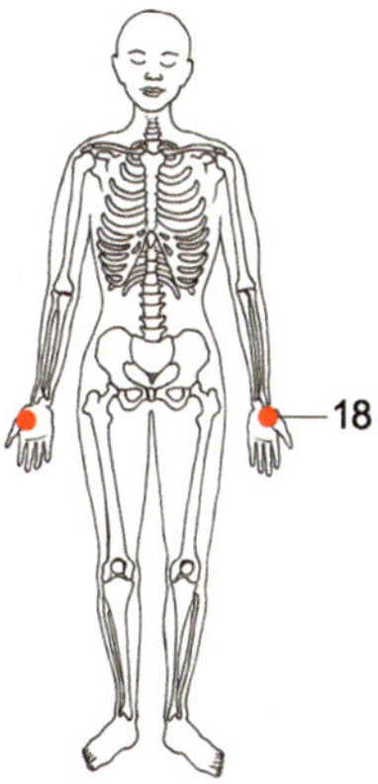


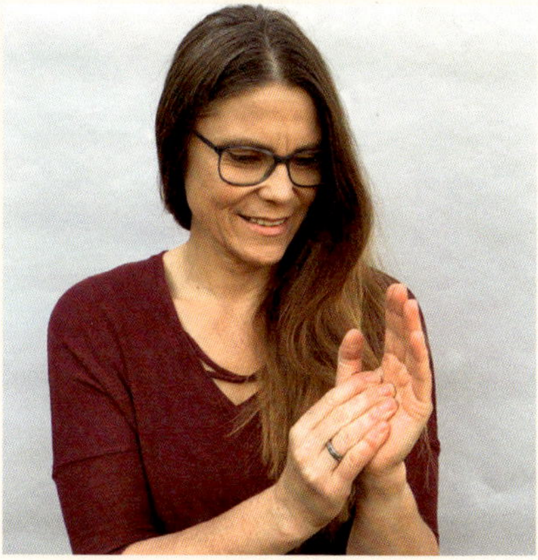

## SES 19

hilft, auch in Krisensituationen das Gleichgewicht zu bewahren; stärkt die innere Autorität und Bewusstheit; verleiht die Kraft, weiterzumachen und der Intuition zu folgen; erinnert an die Verbindung mit der Lebensquelle; stärkt die Selbstliebe und den Selbstwert; harmonisiert den Blutdruck; stärkt das Immunsystem; hilft bei Tinnitus, Ohrensausen und Allergien

Das **SES 19** befindet sich in der Ellenbeuge auf der Daumenseite.

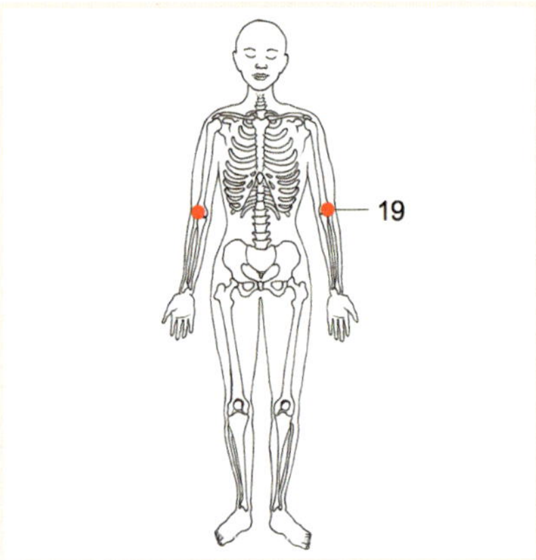


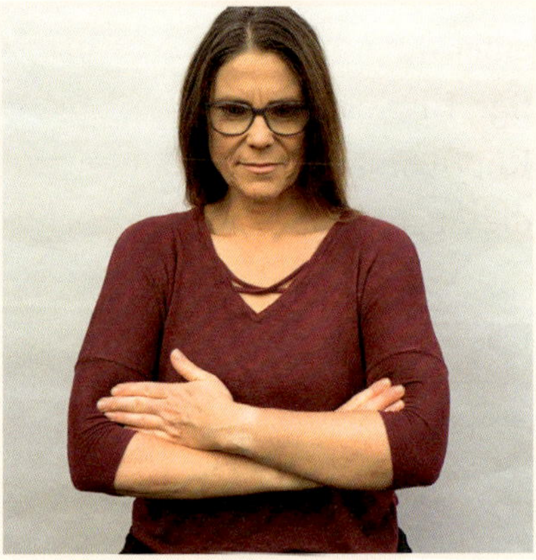

Das **hohe SES 19** befindet sich an der Innenseite des Oberarmes ca. eine Handbreit oberhalb des SES 19.

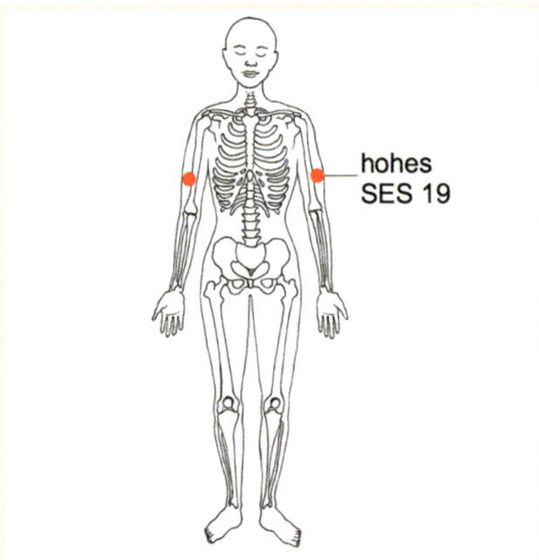


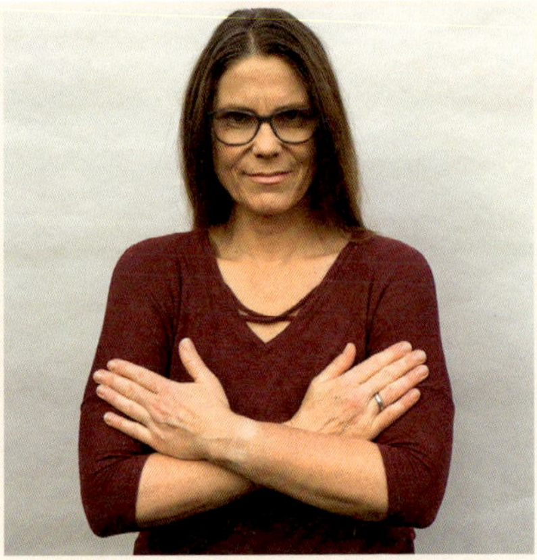

## SES 20

verbindet uns mit dem Strom des Lebens; lässt uns das Leben von einer höheren Warte aus sehen; stärkt das innere Wissen, die geistige Klarheit und die Intuition; schenkt neue Kraft; harmonisiert Kopfschmerzen, Migräne und Blutdruck; hilft bei Neuralgien; stärkt die Augen (zusammen mit SES 4)

Das **SES 20** liegt auf der Stirn oberhalb der Augenbrauen.

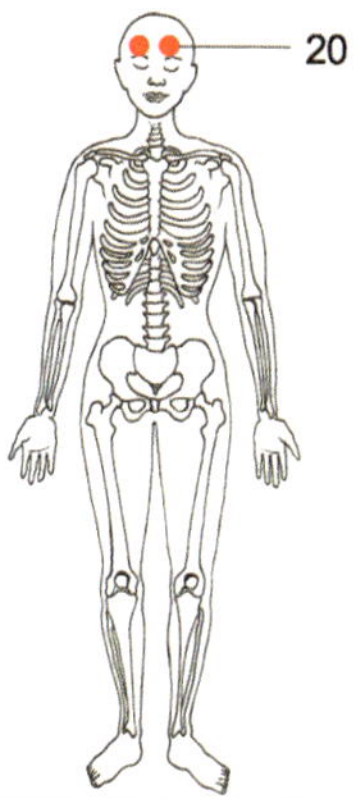


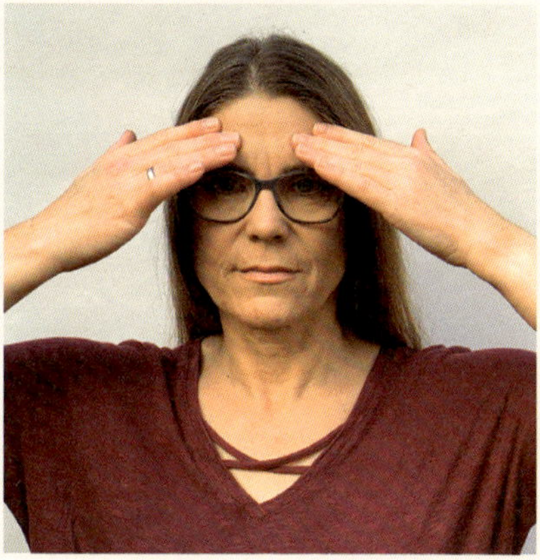

Das **SES 4** unterstützt das **SES 20,** daher können Sie auch das eine Energieschloss mit dem anderen Energieschloss auf der anderen Körperseite halten.

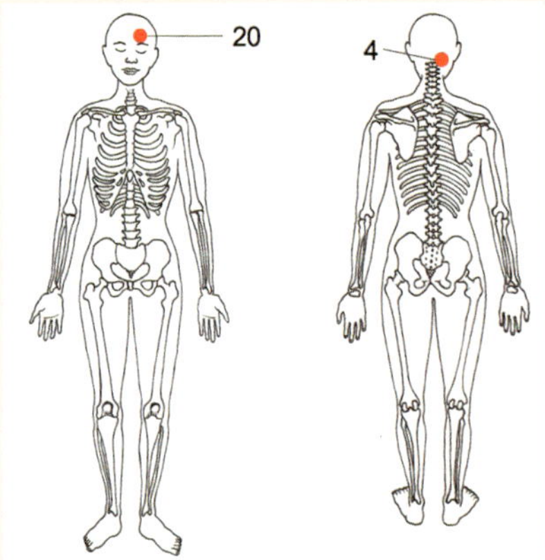


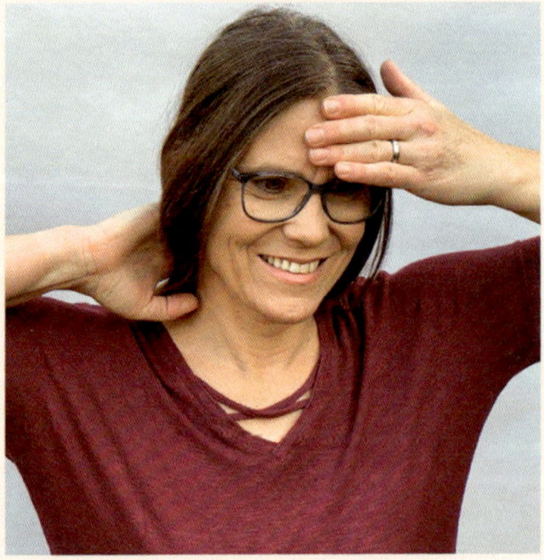

## SES 21

vermittelt tiefe Sicherheit und Vertrauen in das Leben; lässt uns über die eigenen Begrenzungen hinaussehen; gibt Energie und macht wach; hilft bei Müdigkeit, Antriebslosigkeit und Trägheit; hilft, Verantwortung zu übernehmen; unterstützt das Loslassen der »Lasten der Welt«; harmonisiert Schnupfen, Nebenhöhlenentzündungen, Zahnschmerzen und neuralgische Schmerzen; löst Benommenheit und Schwindel (zusammen mit SES 4 der anderen Körperseite); hilft, gut einschlafen und durchschlafen zu können; wirkt innerlich und äußerlich stabilisierend; harmonisiert das Gewicht

Das **SES 21** liegt unterhalb des Wangenknochens.

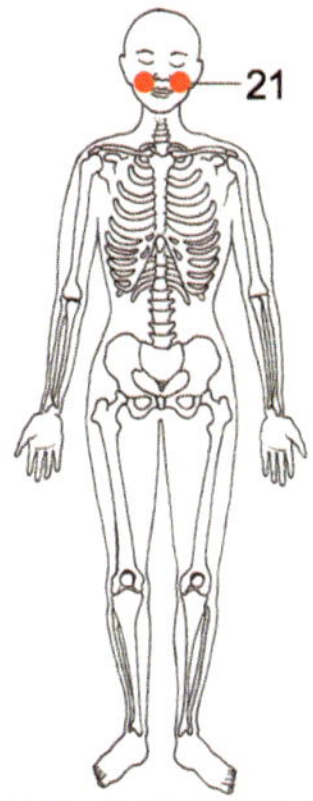


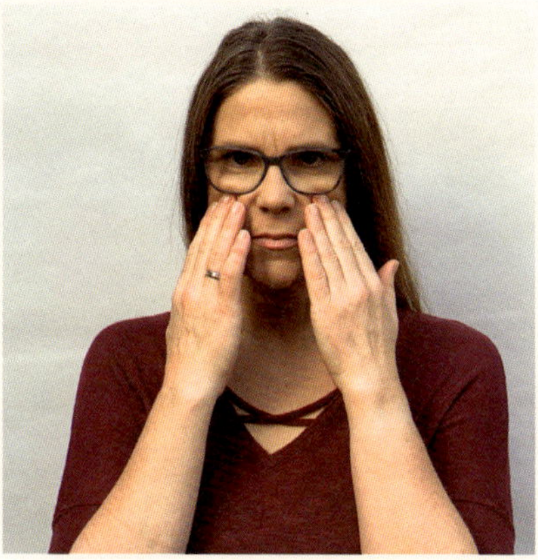

Sie können das **SES 21** auch gut zusammen mit dem **SES 22** halten, da sich beide Energieschlösser gegenseitig unterstützen.

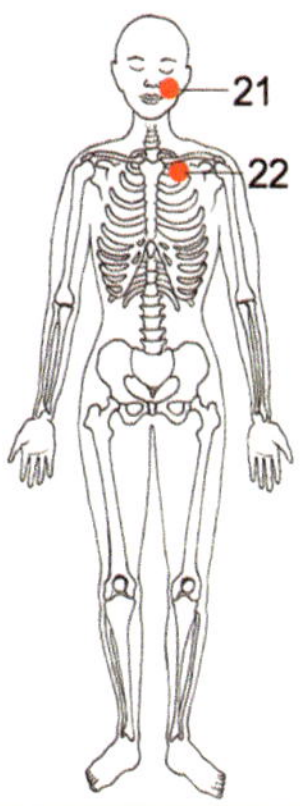


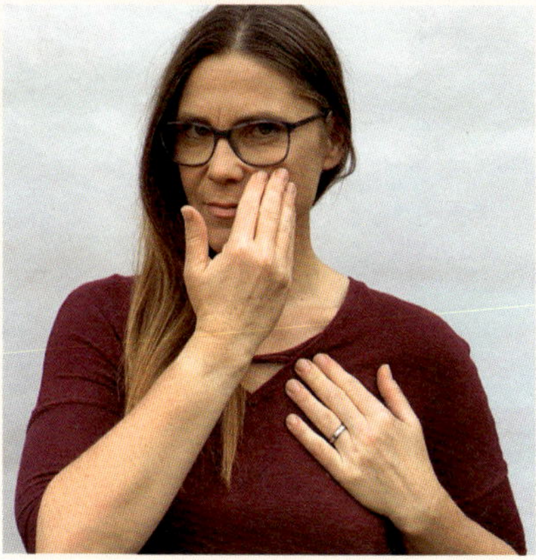

Oder halten Sie das **SES 21** mit dem **SES 4** der anderen Körperseite.

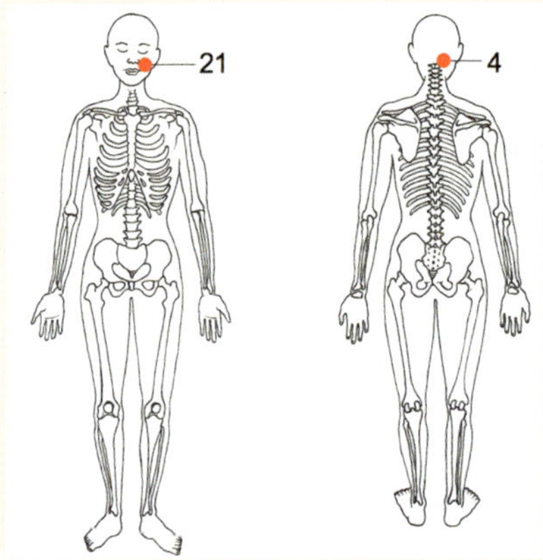


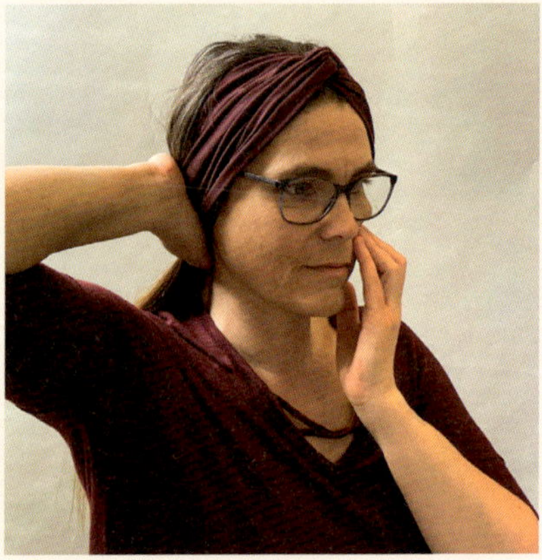

## SES 22

steht für liebevolle Akzeptanz; hilft, sich im positiven Sinne anzupassen (an Situationen und Gegebenheiten, die man momentan nicht ändern kann, Umweltreize/-gifte, Strahlung, Stress etc.); schenkt Offenheit für Neues; lässt uns neue Wege und Möglichkeiten sehen und die Lebensfreude wiederfinden; hilft bei Ängsten und Panikattacken; lässt tiefes Verständnis für die Welt und sich selbst entstehen; harmonisiert Schilddrüse, Nebenschilddrüse, Hormonsystem, Lymphfluss und Blutdruck; mildert Nervosität, Aufregung und innere Anspannung; wichtiges Energieschloss in den Wechseljahren

Das **SES 22** befindet sich unter dem Schlüsselbein.

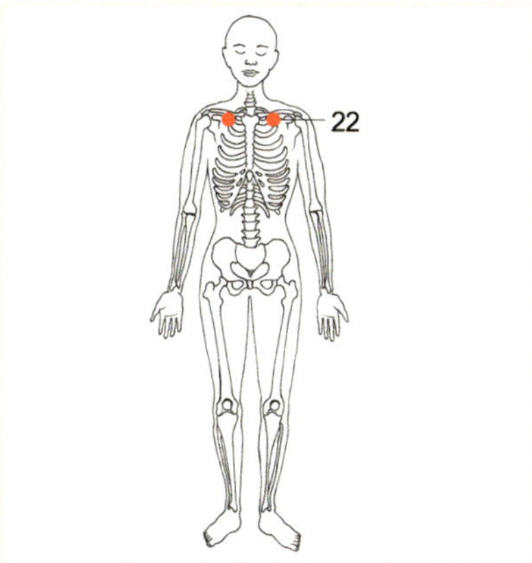


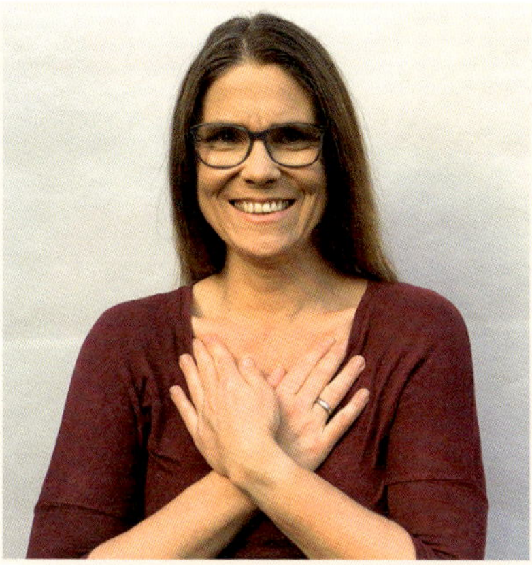

## SES 23

wichtiges Energieschloss, um Angst zu transformieren; korrigiert unseren Lebensstil, wenn wir »auf dem falschen Dampfer« sind, sodass wir unser Potenzial leben können; klärt das Denken; hilft, Zusammenhänge zu erkennen und Stress abzubauen; bringt (Selbst-) Vertrauen, Lebensmut und Geduld; unterstützt alle Kreisläufe im Körper (Energiekreislauf, Blutkreislauf, Wasserkreislauf, Lymphsystem); harmonisiert das Hormonsystem; stärkt das Immunsystem; reinigt, entgiftet und entsäuert den Körper; unterstützt bei Diabetes und allen Süchten

Das **SES 23** liegt auf dem Rücken unterhalb des letzten Rippenbogens.

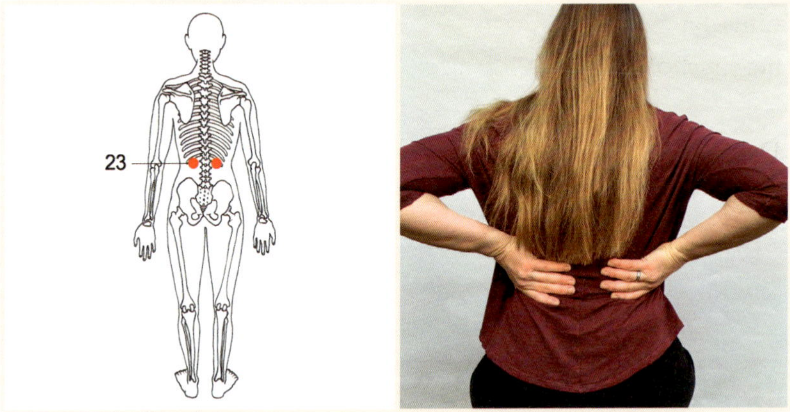


Sie können das **SES 23** auch gut zusammen mit dem **SES 21** halten, da sich beide Energieschlösser gegenseitig unterstützen.

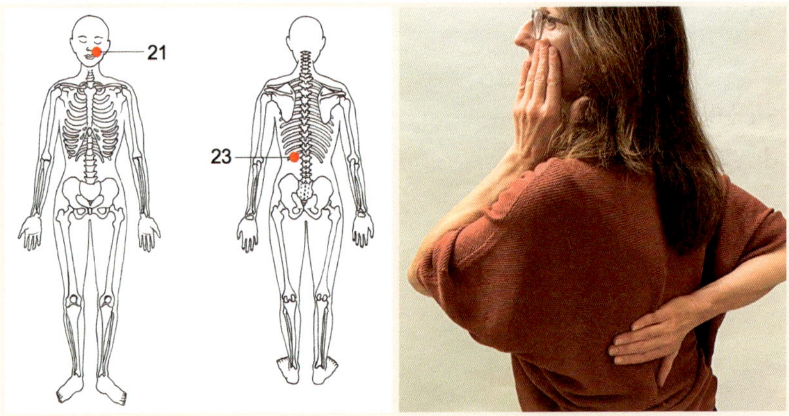

## SES 24

bringt Frieden in Geist und Körper; schenkt tiefes Verständnis für uns selbst und für andere; hilft, Entscheidungen zu treffen; löst Gefühlschaos und Verwirrung und beruhigt das Gemüt; unterstützt bei Erschöpfung und Zittrigkeit

Das **SES 24** befindet sich an der Außenseite des Fußes etwa in der Mitte von kleinem Zeh und Ferse.

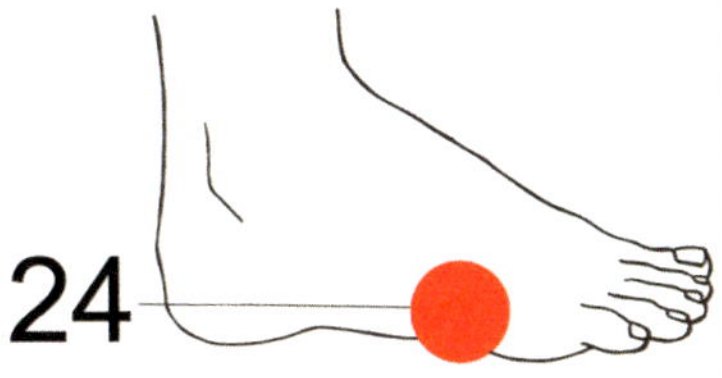


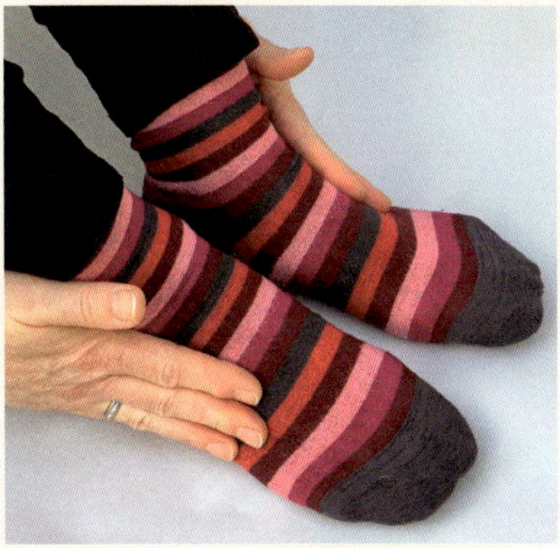

Sie können das **SES 24** auch gut zusammen mit dem **SES 26** halten, da sich beide Energieschlösser gegenseitig unterstützen.

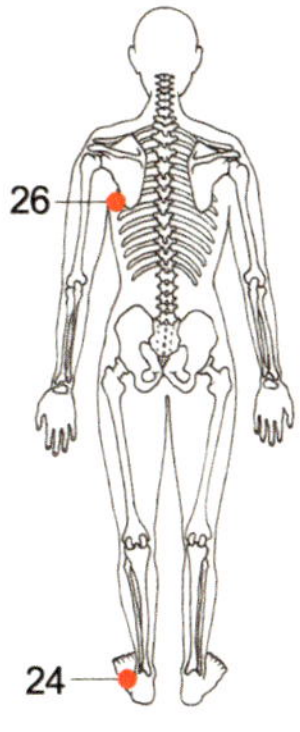


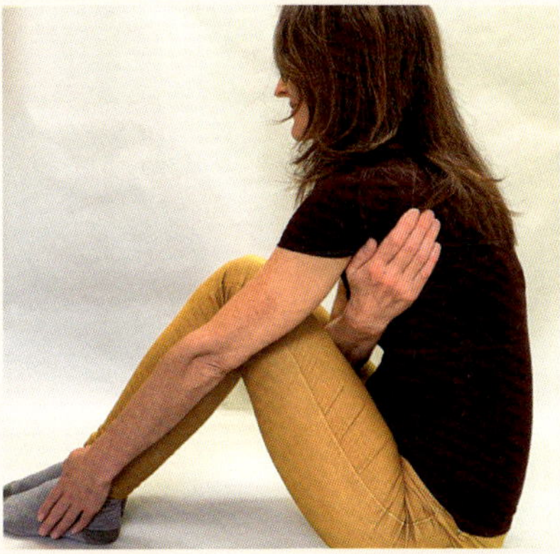

## SES 25

steht für Regeneration, Erneuerung und Erholung; schenkt neue Kraft; entspannt; fördert die Wachheit und Konzentration; klärt die Gedanken; versorgt Körper, Geist und Seele mit neuer Energie; harmonisiert den Stoffwechsel und Kreislauf; wirkt entgiftend und entwässernd; stärkt die Muskeln und Gelenke

Das **SES 25** liegt am unteren Ende des Sitzknochens. Sie können beide SES 25 strömen, indem Sie sich einfach auf die Hände setzen – entweder auf die Handflächen oder die Handrücken.

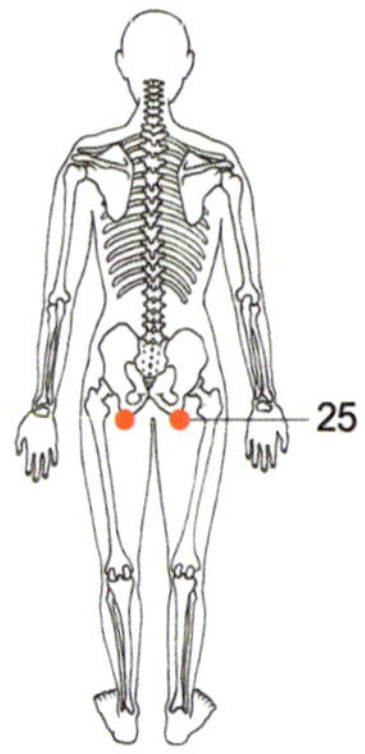


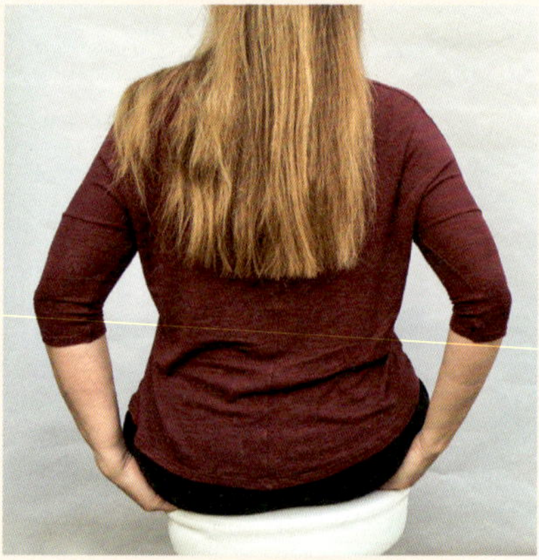

## SES 26

steht für Vollständigkeit; hilft, im Augenblick/präsent zu sein; bringt inneren Frieden, Erkenntnis, Geborgenheit, tiefe Sicherheit, Vitalität und Ausgeglichenheit; lässt uns neue Möglichkeiten sehen und neuen Lebensmut schöpfen; hilft bei allen Ansammlungen wie Zysten, Tumoren und Geschwülsten; harmonisiert die Schilddrüse (zusammen mit SES 22)

Das **SES 26** befindet sich am äußeren Rand des Schulterblattes. Wenn Sie die **große Umarmung** (S. 50) praktizieren, halten Sie automatisch beide SES 26.

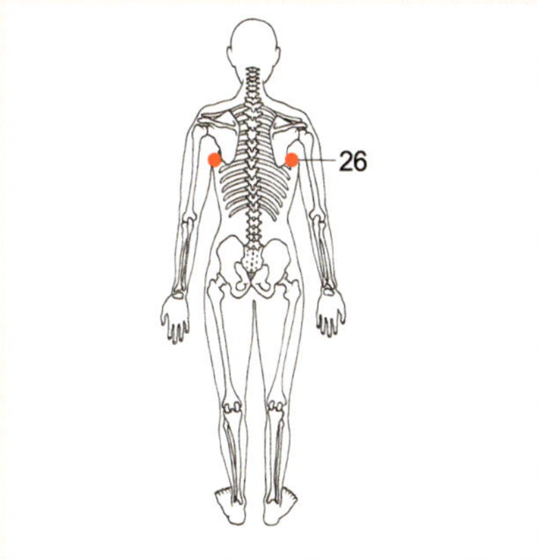


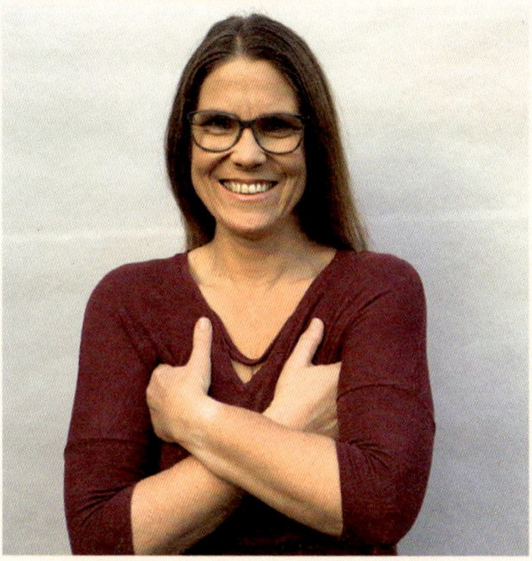

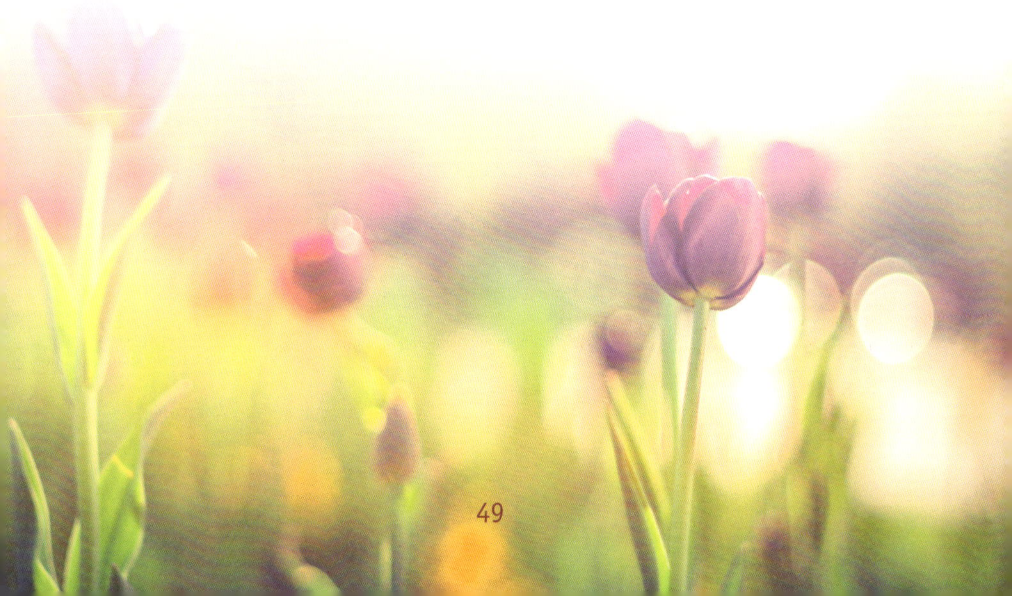

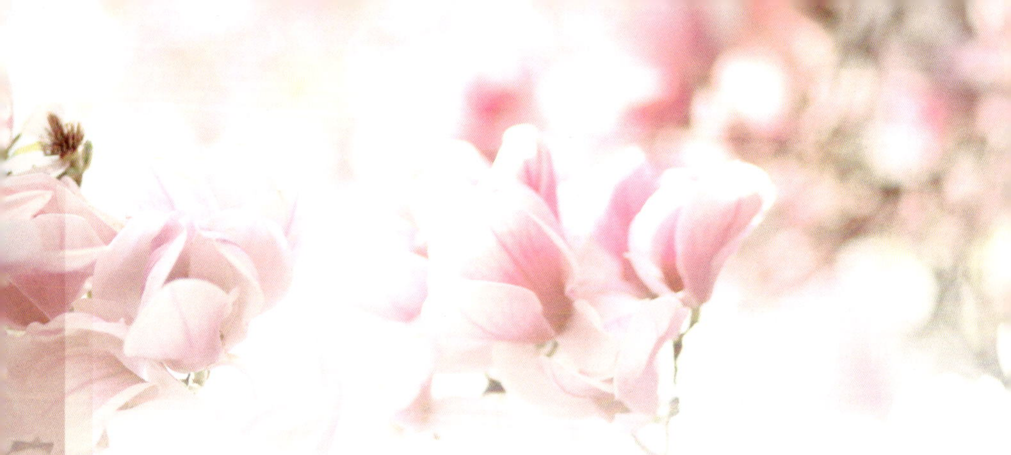

# ALLGEMEINE HARMONISIERER

Allgemeine Harmonisierer sind Griffe und Ströme, die Sie immer anwenden können, weil Sie sehr umfassend wirken. Deshalb wenden wir uns ihnen zuerst zu.

## Die große Umarmung – verbunden mit dem großen Lebensatem

Eine sehr einfache, kurze und kraftvolle Strömübung sind die »36 bewussten und verstehenden Atemzüge«, wie Mary Burmeister sie nannte. Eine weitere Bezeichnung ist die »große Umarmung«. Diese Übung dauert nur ca. 5 Minuten – je nachdem, wie schnell Sie atmen. Sie können sie anwenden, um neue Kraft zu schöpfen, wenn Sie sich gestresst fühlen, der Alltag Sie zu fest im Griff zu haben scheint oder auch, wenn Sie unsicher und ängstlich sind.

Setzen Sie sich bequem hin, überkreuzen Sie die Arme, und legen Sie die Hände unter die Achseln, wobei die Daumen nach oben zeigen – geben Sie sich selbst eine Umarmung.

Lassen Sie die Schultern locker, auch der Kopf ist entspannt und leicht nach vorn geneigt.
Atmen Sie einmal tief ein und wieder aus.
Mary Burmeister sagte immer vor dieser Übung: »Sei das Fallenlassen deiner Schultern, und atme allen Staub, Schmutz und schmierigen Dreck aus. Und sei das Lächeln.«
Beginnen Sie dann, Ihre Atemzüge zu zählen. Also: einatmen – ausatmen (1) – einatmen – ausatmen (2) usw. Zählen Sie bis 36.
Sie brauchen nicht darauf zu achten, besonders tief oder lang zu atmen, atmen Sie einfach wie immer – oder besser: Lassen Sie sich vom Leben atmen – ein und aus – ein und aus …
Während Sie die Atemzüge zählen, helfen Sie sich selbst, präsent zu bleiben. Sie gönnen sich sozusagen eine Gedankenpause. Und nur im Hier und Jetzt findet Heilung statt.
Seien Sie einfach das Fallenlassen Ihrer Schultern, und lassen Sie sich vom Leben atmen – ein und aus, ein und aus –, während sich Ihr ganzes System von selbst entspannt.

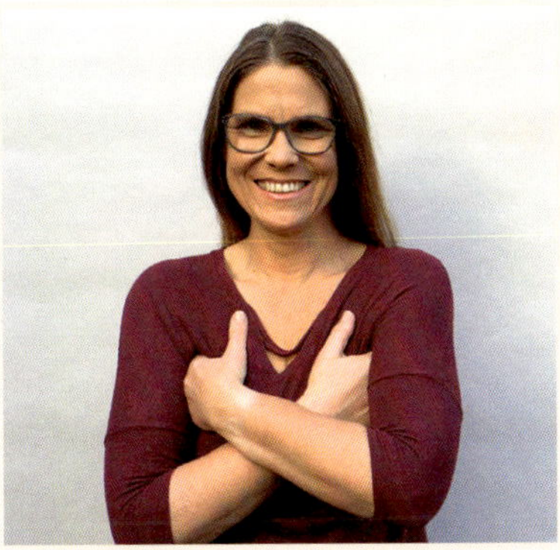

Wenn störende Gedanken aufkommen, schenken Sie ihnen keine Aufmerksamkeit – lassen Sie Ihren Fokus auf dem Atem, und lassen Sie Ihre Einstellung Dankbarkeit sein.

Warum sind es gerade 36 Atemzüge? Im Jin Shin Jyutsu spielen Zahlen eine große Rolle: Jede Zahl hat eine bestimmte Bedeutung, eine bestimmte Schwingung und ist mit bestimmten Themen verbunden. Die 36 steht für Vollständigkeit, für den Himmelsozean, in

dem alles enthalten ist, aus dem wir kommen und in den wir wieder zurückkehren. Wir sind immer mit ihm verbunden. Wir erhalten Kraft und Energie von ihm. Er ist es, der uns nährt, trägt und heilt. Die 36 hilft uns, Verbundenheit, Geborgenheit und Urvertrauen zu spüren. Durch das Zählen können wir uns besser auf das Atmen fokussieren. Dann sind wir bewusst im Hier und Jetzt und somit genau dort, wo Heilung stattfindet.
Mary Burmeister sagte, dass in den 36 bewussten und verstehenden Atemzügen alles enthalten sei, sie reichten aus, um das, was wir uns jeden Tag aufladen, wieder abzuladen.

## Die Finger – schnelle Unterstützer

Die Finger zu halten, ist die einfachste Art, Jin Shin Jyutsu anzuwenden. In jedem Finger beginnen und enden verschiedene Energieströme, die mit dem gesamten Körper verbunden sind. Durch das Halten der Finger harmonisieren Sie diese Ströme und damit auch Ihr Denken und Fühlen, Blockaden lösen sich, körperliche Ermüdung verschwindet, und Sie bekommen neuen Schwung.

Halten Sie jeden Finger mindestens 3 Minuten lang. Wobei auch hier gilt: Hören Sie auf Ihre Intuition, und schauen Sie, was Ihnen guttut.

Jeder Finger ist einer bestimmten Emotion – oder Einstellung, wie Mary Burmeister es ausdrückt – zugeordnet:

Der Daumen harmonisiert die Einstellung »Sorge«.
Daumenhalten löst also Sorgen und bringt Vertrauen, Gelassenheit, und innere Gewissheit.

Der Zeigefinger harmonisiert die Einstellung »Angst«.
Die Angst verwandelt sich in Vertrauen, Liebe und Geborgenheit.

Der Mittelfinger steht für die Einstellung »Wut, Ärger«.
Aus Wut und Ärger werden Verständnis, innerer Friede und Großzügigkeit. Sie bekommen wieder Zugang zum vollen Potenzial Ihrer Kreativität.

Der Ringfinger steht für die Einstellung »Trauer, Traurigkeit«.
Er schenkt Akzeptanz und entfacht und stärkt die innere Freude.

Der kleine Finger steht für die Einstellung »Anstrengung, Bemühung« und »Verstellung«.
Aus Anstrengung und Bemühung werden Geduld, Mühelosigkeit und Gelassenheit, aus Verstellung wird Selbstliebe, Wertschätzung, Authentizität und Lebensfreude.

Die Handfläche steht für die Einstellung »Verzweiflung«.
Sie schenkt uns Urvertrauen, verbindet uns mit der großen Lebenskraft und bringt Entspannung, Ausgeglichenheit und Vitalität.

Halten Sie einfach locker mit der *rechten Hand* die **einzelnen Finger der linken Hand bzw. die linke Handfläche** und anschließend mit der *linken Hand* die **einzelnen Finger der rechten Hand bzw. die rechte Handfläche.** Oder halten Sie nur den **Finger,** den Sie gerade brauchen.

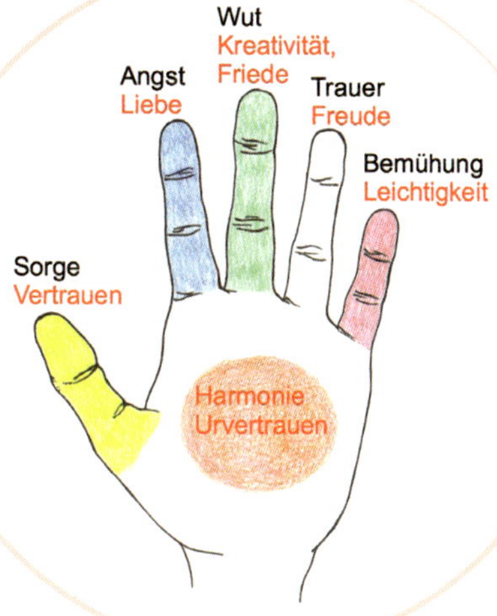

## Weitere Zusammenhänge zwischen den Fingern und den körperlichen und emotionalen Themen sowie den Organfunktionsenergien:

Die Organfunktionsenergien sind die Energien, die die einzelnen Organe bilden, speisen und in deren Funktion erhalten. Sie reichen aber in ihrer Wirkung weit über das jeweilige Organ hinaus.

### Der Daumen

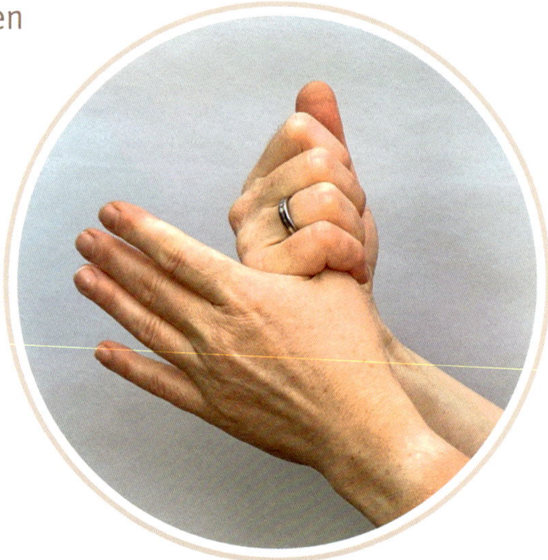

(Einstellung: Sorge; Organfunktionsenergie: Magen- und Milzenergie)

- harmonisiert das Hormon- und das Lymphsystem,
- ist der »Scheibenwischer für den Kopf«, er harmonisiert das Denken, stoppt das Gedankenkarussell, hilft, aus negativen Gedankenschleifen herauszukommen,
- unterstützt, in jeder Situation die Ruhe zu bewahren und mit beiden Beinen fest auf der Erde zu stehen,
- löst Sorgen und Grübeleien,

- hilft, sich selbst und andere zu lieben und sich geliebt zu fühlen,
- gibt Geborgenheit und hilft, sich rundherum sicher und angenommen zu fühlen,
- löst Minderwertigkeitsgefühle, Angst, zu kurz zu kommen, Neid und Gier,
- hilft, Gefühle des Mangels loszulassen,
- ist förderlich, wenn man nicht gut Grenzen ziehen oder für sich selbst sorgen kann,
- schenkt geistige und emotionale Klarheit,
- entspannt und löst Stress,
- dient Menschen, die immer zu spät kommen, und allen Renn-renn-renn-Typen,
- hilft, gelassen und vertrauensvoll durch Krisen zu gehen,
- stärkt das Bewusstsein, sowohl Wurzeln zu haben, um sich im Leben gut geerdet zu fühlen, als auch Flügel, um Träume und Visionen in die Realität zu bringen,
- bringt Erfüllung und Erfolg,
- stärkt die Entscheidungsfähigkeit,
- schenkt eine »dickere Haut« und stärkt die Nerven,
- hilft bei Albträumen und Schlafproblemen,
- hilft bei allen Süchten,
- harmonisiert den Appetit und hilft bei Essstörungen,
- harmonisiert die Verdauungsorgane,
- stärkt und harmonisiert Magen und Milz,
- hilft bei allem, was mit der Hautoberfläche zu tun hat, glättet die Haut und gibt ihr einen gesunden Glanz,
- harmonisiert die Schleimhäute,
- stärkt den Haarwuchs, hilft bei Haarausfall
- und hilft bei allem, was mit Zähnen, Zahnfleisch, Kiefer, Nase, Mund und Ohren zu tun hat.

## Der Zeigefinger

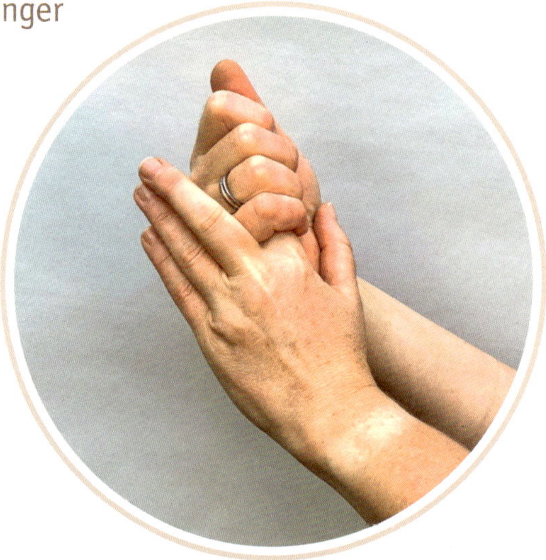

(Einstellung: Angst; Organfunktionsenergie: Blasen- und Nierenenergie)

- hilft, wieder in Balance zu kommen,
- unterstützt, Ängste und Unsicherheiten abzubauen,
- stärkt das Selbstwertgefühl,
- gibt Vertrauen und Geborgenheit,
- hilft, im Hier und Jetzt zu sein (auch den Menschen, die zu sehr in der Vergangenheit oder Zukunft leben, und denen, die mit der Vergangenheit nichts zu tun haben wollen),
- harmonisiert Melancholie und Depression und stärkt den Lebenswillen,
- wirkt unterstützend bei Süchten,
- hilft, die Lebensaufgabe zu erkennen, auch: unsere innere Wahrheit zu erkennen,
- bringt tiefe Regeneration und Transformation,
- hilft, das Leben wieder in die eigenen Hände zu nehmen,

- macht den Kopf frei,
- harmonisiert den Atem,
- löst körperliche Spannungen (Hals, Nacken, Rücken, Hüften, Oberschenkel, Knie, Wade),
- hilft den Muskeln,
- unterstützt Arterien und Venen,
- stärkt und harmonisiert Blase und Nieren,
- gleicht den Flüssigkeitshaushalt des Körpers aus
- und hilft bei Ödemen (Wassereinlagerungen).

## Der Mittelfinger

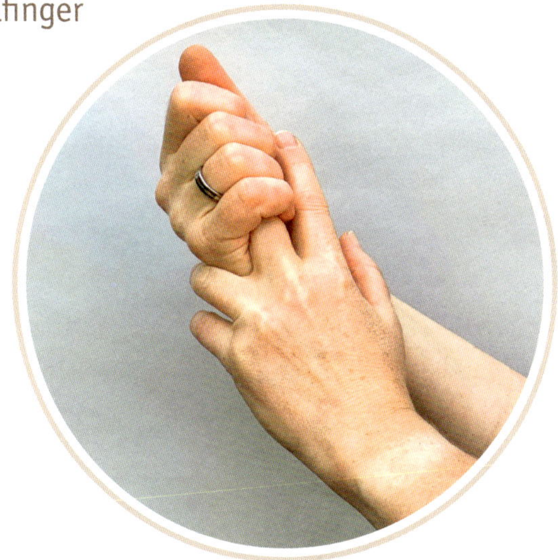

(Einstellung: Wut, Ärger; Organfunktionsenergie: Leber- und Gallenblasenenergie)

- harmonisiert Wut, Ärger und Gereiztheit,
- hilft, klar zu sehen,
- harmonisiert das Denken,

- bringt Erneuerung auf allen Ebenen,
- stärkt die Kreativität,
- hilft, Ideen und Projekte zu verwirklichen,
- unterstützt, das eigene Leben bewusst zu gestalten,
- ist hilfreich, um in die Handlung zu kommen,
- verleiht den Mut und die Kraft, auch in Krisenzeiten weiterzumachen,
- unterstützt Wandlungsphasen und Neubeginne,
- ist DER Finger für alle Workaholics,
- unterstützt Rücken, Hüften und Becken,
- hilft bei Schulter- und Nackenverspannungen und Migräne,
- macht Muskeln und Sehnen beweglich und unterstützt die Gelenke,
- stärkt die Augen
- und harmonisiert die Leber und die Gallenblase.

## Der Ringfinger

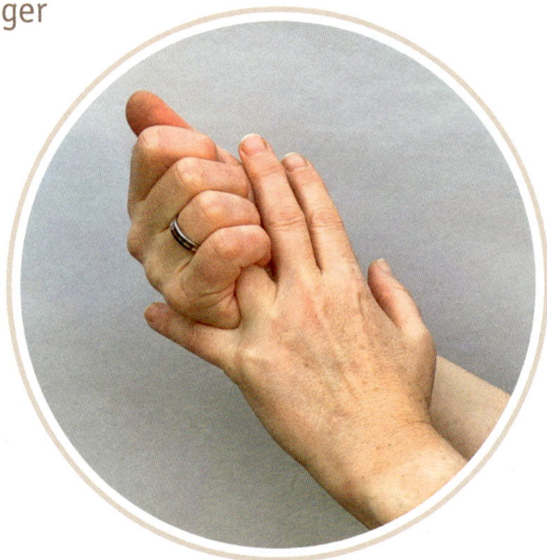

(Einstellung: Trauer, Traurigkeit; Organfunktionsenergie: Lungen- und Dickdarmenergie)

- hilft bei Trauer und Traurigkeit,
- stärkt klares Denken,
- gibt Lebenskraft und Weisheit,
- entspannt Verstand und Nerven,
- harmonisiert Schuldgefühle,
- hilft bei Selbstmitleid und Überempfindlichkeit,
- verleiht Mut, Altes loszulassen und Neues zu beginnen,
- unterstützt, nicht mehr förderliche Verhaltens- und Gedankenmuster loszulassen,
- verwandelt Probleme in Projekte (gibt den Blick frei auf neue Möglichkeiten),
- verleiht einen »langen Atem«,
- hilft durch Krisen und schenkt neuen Mut und Zuversicht,
- hilft bei allem, was mit den Armen zu tun hat,
- harmonisiert die Stimme,
- harmonisiert Lunge und Dickdarm,
- hilft bei Husten, Heiserkeit, Bronchitis und Halsschmerzen
- und harmonisiert die tieferen Hautschichten (z. B. bei Akne, Schuppenflechte).

## Der kleine Finger

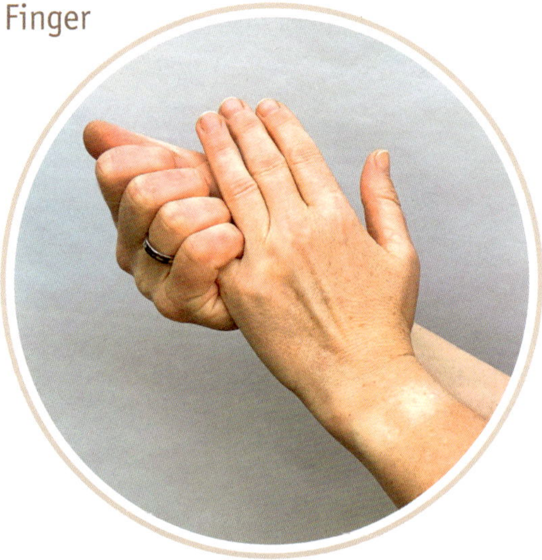

(Einstellung: Anstrengung, Bemühung, Verstellung; Organfunktionsenergie: Herz- und Dünndarmenergie)

- hilft bei Anstrengung und Bemühung,
- hilft, loszulassen,
- stärkt die Willenskraft,
- unterstützt, wenn man sich für nichts begeistern kann,
- bringt tiefe und echte Freude und Enthusiasmus,
- stärkt Lebenslust, Lebenskraft und Liebe,
- hilft, aus dem Herzen zu leben und auf die innere Stimme zu hören,
- hilft, Zusammenhänge zu durchschauen und entsprechend zu handeln,
- schenkt Mühelosigkeit, Heiterkeit und Gelassenheit,
- stärkt die Konzentrationsfähigkeit und sorgt für einen klaren Geist,
- hilft bei Vergesslichkeit,

- unterstützt die Stressbewältigung,
- hilft bei übertriebenem Perfektionismus und Neigung zum Überanalysieren,
- ist hilfreich, wenn man immer Dinge tut, die man gar nicht tun will,
- hilft, authentisch zu sein und der Intuition zu vertrauen,
- bringt zur Ruhe, wenn man unter Schlafstörungen leidet,
- unterstützt alles, was mit Ohren und Hören zu tun hat,
- befreit von Nackenbeschwerden,
- hilft bei Beschwerden im Schulter-, Oberarm- und Ellenbogenbereich
- und harmonisiert Herz und Dünndarm.

## Die 8 Mudras – Wirklichkeit ist mühelos

Im Jin Shin Jyutsu gibt es acht Mudras (Fingerhaltungen), die leicht durchzuführen sind, dabei aber eine umfassende und tiefgreifende Wirkung haben. Durch das Aneinanderlegen, Dehnen und Beugen einzelner Finger wird Energie an bestimmte Stellen des Körpers geschickt, wodurch Blockaden schnell gelöst werden und der Energiefluss aktiviert wird.

Für die nachfolgend beschriebenen Fingerpositionen können Sie die Hände beliebig wechseln.

Halten Sie einfach die Fingerposition, die Sie gerade am meisten anspricht, 3–5 Minuten oder so lange, bis Sie spüren, dass die Energie wieder harmonisch fließt. Oder machen Sie alle Mudras hintereinander als kraftvolle Strömfolge.

## Mudra 1

Diese Fingerposition löst Stress und Spannungen vom Kopf bis zu den Zehen. Sie hilft uns, wie Mary Burmeister sagte, »allen Staub, Schmutz und schmierigen Dreck« auszuatmen.

**Dieses Mudra unterstützt …**

- bei Problemen mit der Ausatmung,
- bei Stress und Energieblockaden,
- bei Frustration und Ärger,
- die Augen (auch bei nachlassender Sehfähigkeit),
- bei Kopfschmerzen,
- bei chronischer Müdigkeit,
- bei Entscheidungsschwierigkeiten
- und bei Gelenkbeschwerden.

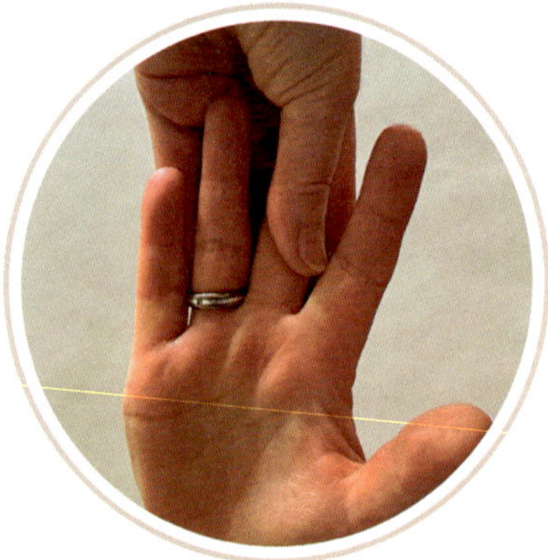

Legen Sie den *Daumen* auf die **Innenseite** und die *übrigen Finger* auf die **Rückseite des Mittelfingers der anderen Hand.**

## Mudra 2

Diese Fingerposition unterstützt das leichtere Einatmen bzw. das Empfangen des Lebensatems und der Fülle.

**Dieses Mudra unterstützt, …**

- tief einzuatmen,
- aufzutanken und zu regenerieren,
- bei Müdigkeit,

- die Ohren (auch bei Schwerhörigkeit),
- die Augen (auch bei Augenschmerzen)
- und bei Schmerzen in den Füßen.

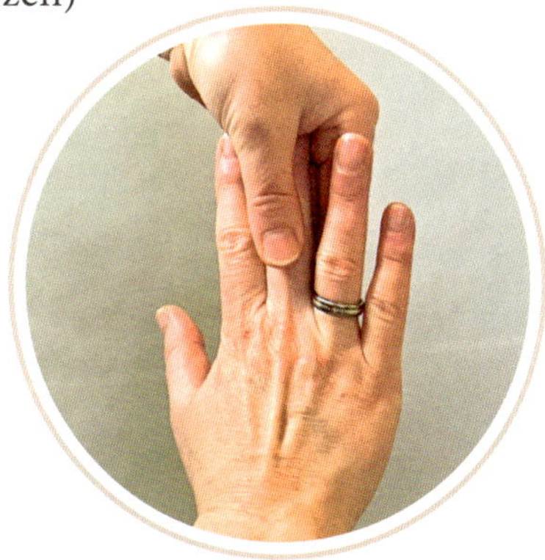

Legen Sie den *Daumen* auf die **Rückseite** und die *übrigen Finger* auf die **Innenseite des Mittelfingers der anderen Hand.**

## Mudra 3

Diese Fingerposition unterstützt die Ausatmung und hilft, Altes, Vergangenes und Verhärtetes loszulassen.

**Dieses Mudra unterstützt …**

- bei mangelnder Lebensfreude,
- bei Depressionen,
- bei Nervosität,
- bei Überanstrengung oder dann, wenn das Leben zu anstrengend erscheint,
- bei Stress
- und auch, wenn man schnell außer Atem ist.

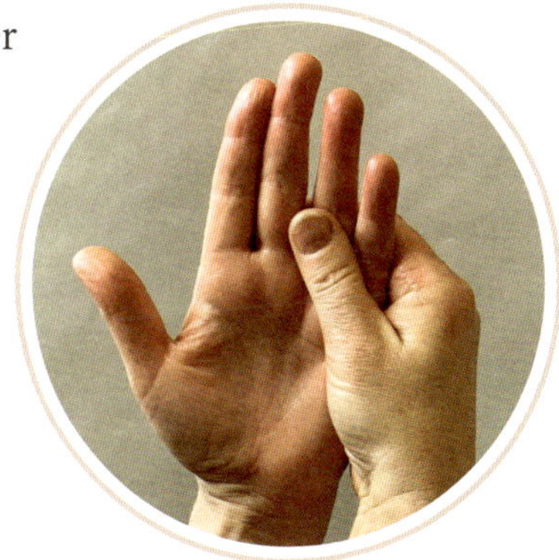

Legen Sie den *Daumen* auf die **Innenseite** und die *übrigen Finger* auf die **Rückseite des kleinen Fingers und des Ringfingers der anderen Hand.**

## Mudra 4

Diese Fingerposition reinigt und erneuert, löst Sorgen, Anspannung und Stress. Sie wird auch der »Hausmeister des Lebensstils« genannt.

**Dieses Mudra unterstützt, …**

- Vergangenes zu klären und loszulassen,
- Unsicherheiten zu lösen,
- bei Energiemangel,
- bei Sorgen und Grübeleien,
- bei Müdigkeit und schneller Ermüdung,
- wenn man sich älter fühlt oder älter aussieht, als man ist,
- bei Ärger, Wut und Frustration
- und das Gedächtnis.

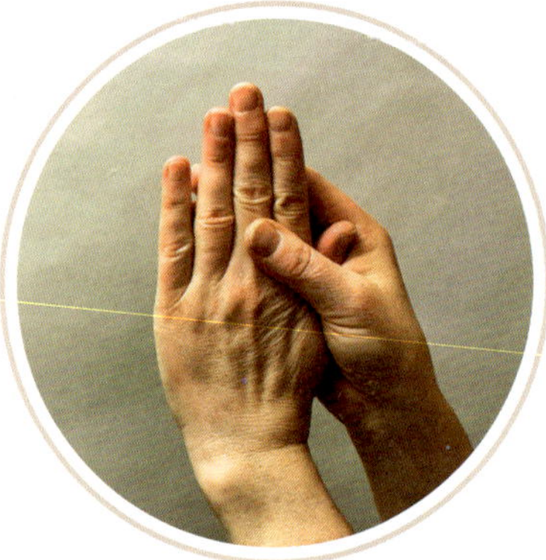

Halten Sie mit dem *Daumen* die **Rückseite** und mit den *übrigen Fingern* die **Innenseite des Daumens, Zeige- und Mittelfingers der anderen Hand.**

## Mudra 5

Diese Fingerposition wirkt energetisierend und reinigend, unterstützt Sie, sich wieder mit der Quelle verbunden zu fühlen, schenkt Urvertrauen und harmonisiert das Sonnengeflecht.

**Dieses Mudra unterstützt, …**

- dem Leben, sich selbst und dem eigenen Körper zu vertrauen,
- bei Stimmungsschwankungen,
- bei Müdigkeit und Erschöpfung,

- bei Heißhunger auf Süßes,
- bei schlechtem Teint,
- Übellaunigkeit zu lösen
- und Konkurrenzdenken loszulassen.

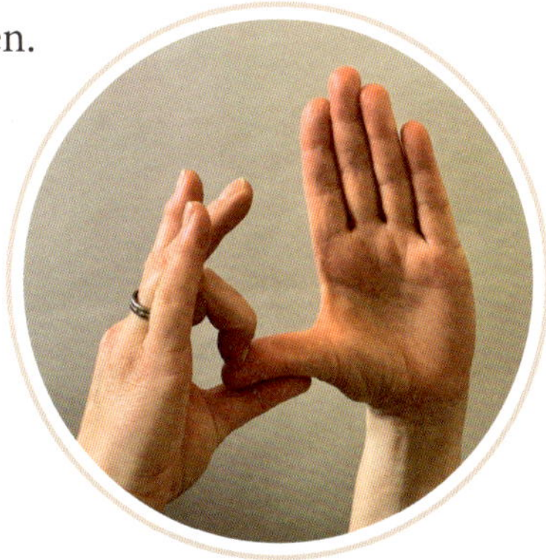

Bilden Sie einen **Ring mit Mittelfinger und Daumen,** wobei die Daumenspitze auf dem Mittelfingernagel liegt. Schieben Sie dann den *Daumen der anderen Hand* **zwischen die ringbildenden Finger.**

## Mudra 6

Diese Fingerposition weitet den Brustkorb, harmonisiert und stärkt die Atemfunktion und löst mentalen und emotionalen Stress.

**Dieses Mudra unterstützt, …**

- sich geliebt zu fühlen,
- bei emotionaler Überempfindlichkeit, Weinerlichkeit,
- das Selbstwertgefühl,
- sich im eigenen Körper wohlzufühlen,
- bei Stimmungsschwankungen,
- die Atmung,
- die Kondition,
- bei Druck auf den Ohren und Ohrenschmerzen
- und bei Hitzewallungen.

Bilden Sie einen **Ring mit Daumen und Ringfinger,** indem Sie den Daumen auf den Ringfingernagel legen.

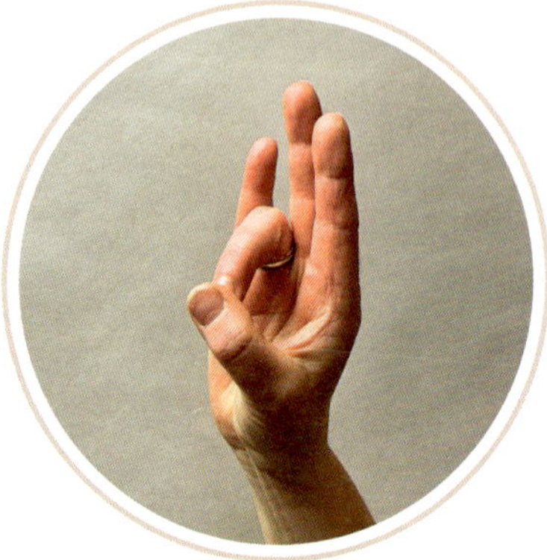

## Mudra 7

Diese Fingerposition bringt Körper, Geist und Seele in Harmonie und erinnert uns an die Einheit mit dem Leben.

**Dieses Mudra unterstützt …**

- die Ausatmung,
- die Lunge,
- sich geliebt und angenommen zu fühlen,
- bei Stauungen im Kopf,
- bei Verdauungsbeschwerden
- und bei Beschwerden mit den Beinen und Füßen.

Legen Sie bei gefalteten Händen die **Mittelfinger** aneinander.

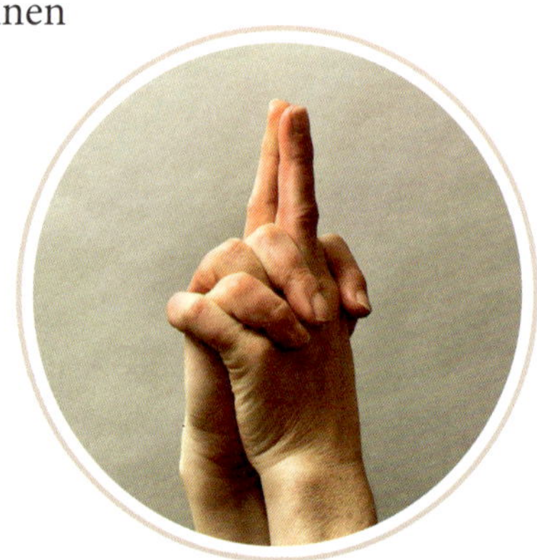

## Mudra 8

Diese Fingerposition bringt dem ganzen Wesen Harmonie und Leichtigkeit.

**Dieses Mudra unterstützt …**

- die tiefe Atmung,
- das allgemeine Wohlbefinden,
- sich frei und leicht zu fühlen,
- zu entspannen,
- die Fülle des Lebens zu empfangen,
- in Lösungen und Möglichkeiten zu denken,
- Wasseransammlungen zu lösen,
- und bei Rückenschmerzen.

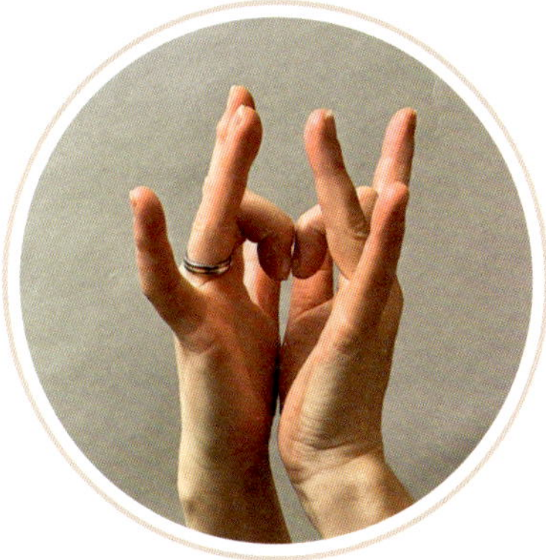

Legen Sie die **Mittelfingernägel** aneinander.

## Der Zentralstrom – die Lebensquelle

Der Zentralstrom, auch »Hauptzentralstrom« oder »Mittelstrom« genannt, ist der Strom, der uns direkt mit unserer Lebensquelle verbindet, sozusagen unser direkter Draht nach oben. Er ist der Strom, der sich als Erstes im Menschen bildet, der Energiestrom, der Leben überhaupt erst möglich macht. Er ist der Lebensatem oder der »große Lebensatem«, wie Jiro Murai ihn nannte.

Der Zentralstrom ist unsere große Energiequelle, die uns mit allem, was wir brauchen, versorgt. Er liefert uns für alle Vorgänge im Körper die Energie und nährt alle anderen Ströme. Er harmonisiert das Hormon-, das Immun-, das Nerven- und das Herz-Kreislauf-System, den Stoffwechsel sowie den Blutdruck. Der Zentralstrom bringt Körper, Geist und Seele neue Kraft und Energie, löst Ängste, Stress und Depression.

Der Zentralstrom besteht aus sieben Schritten. Lassen Sie sich aber nicht von der Länge des Stromes abschrecken. Wenn Sie ihn regelmäßig anwenden, werden Sie bald merken, wie kraftvoll und stabilisierend er ist.

Am entspanntesten ist es, wenn Sie beim Strömen des Zentralstromes auf dem Rücken liegen, aber natürlich können Sie ihn auch im Sitzen strömen. Wichtig ist, dass es bequem und mühelos für Sie ist.

**Halten Sie jede Position 2–5 Minuten.**

1. Schritt: Legen Sie die *rechte Hand* auf den **Kopf,** wo sie bis zum vorletzten Schritt bleibt, und die *linke Hand* auf die **Stirn.**

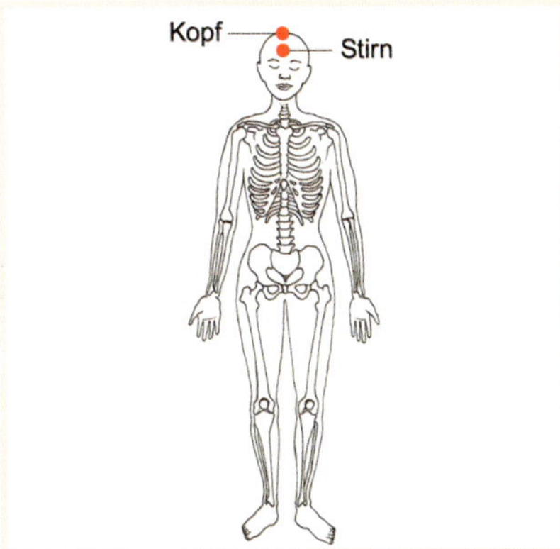


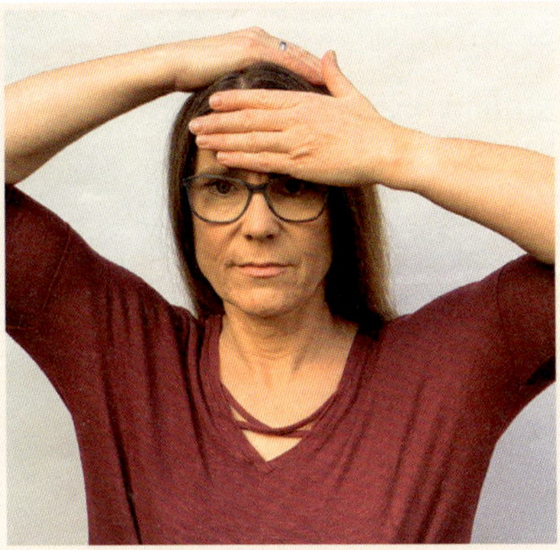

Dieser Griff harmonisiert die Gedanken, löst Ängste und Sorgen und stärkt die Intuition. Er regt die Gedächtnis- und Gehirnfunktionen an, wirkt vorbeugend gegen Senilität und Alzheimer. Er harmonisiert die Zirbel- und die Hirnanhangsdrüse und gleicht den Blutdruck aus.

2. Schritt: Legen Sie die *linke Hand* auf die **Nasenspitze.**

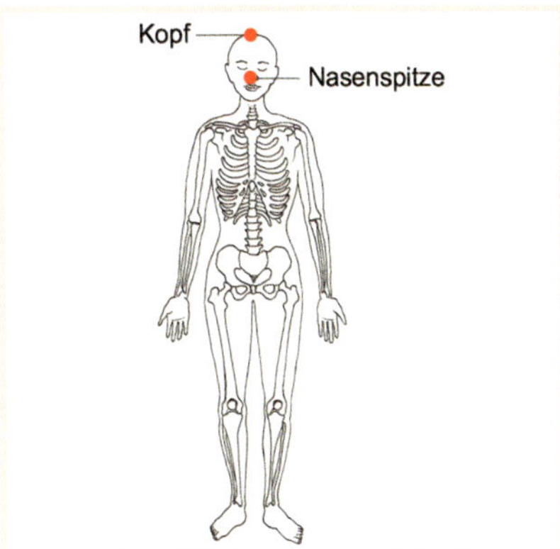


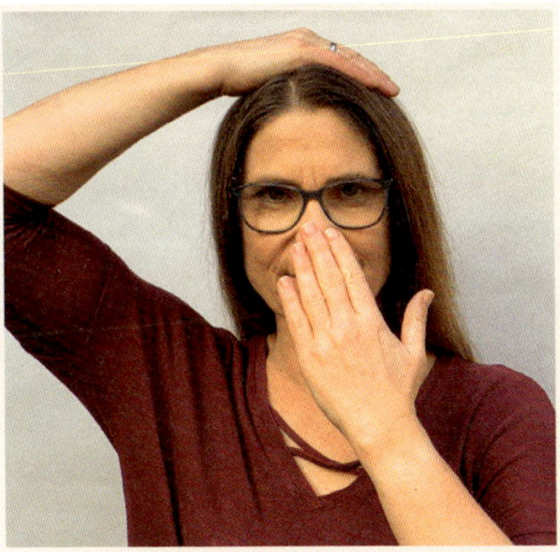

Dieser Griff reinigt die Nasenneben-, die Stirn- und die Kieferhöhlen. Er harmonisiert die obere Körperhälfte, befreit von Spannungen im Beckengürtel und hilft den Muskeln. Er unterstützt die Eierstöcke und Gebärmutter und gleicht Hormonschwankungen aus. Zudem kann man durch diesen Griff klarer sehen und bekommt neue Sichtweisen.

3. Schritt: Legen Sie die *linke Hand* an das **Halsgrübchen,** also ans obere Ende des Brustbeines.

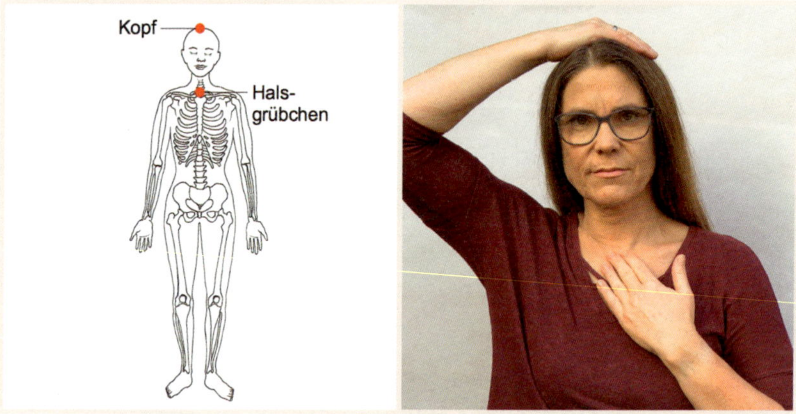


Dieser Griff harmonisiert die Schild- und die Nebenschilddrüse, regt den Stoffwechsel an, unterstützt die Fettverdauung und reguliert den Calcium- und den Magnesiumhaushalt. Er reguliert ebenfalls den Blutdruck und ist wichtig für die Knochenstruktur. Er beruhigt das Denken und reguliert die Gefühle. Auch hilft er dabei, sich an neue (Umwelt-)Situationen, Strahlung, Luft- und andere (auch emotionale) Belastungen anzupassen.

4. Schritt: Legen Sie die *linke Hand* auf die **Mitte des Brustbeines.**

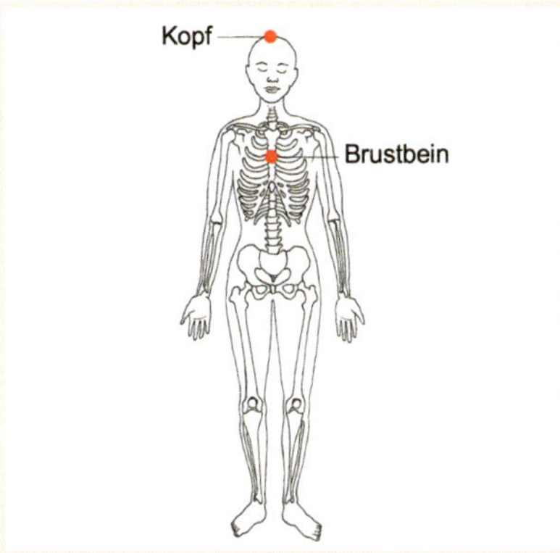


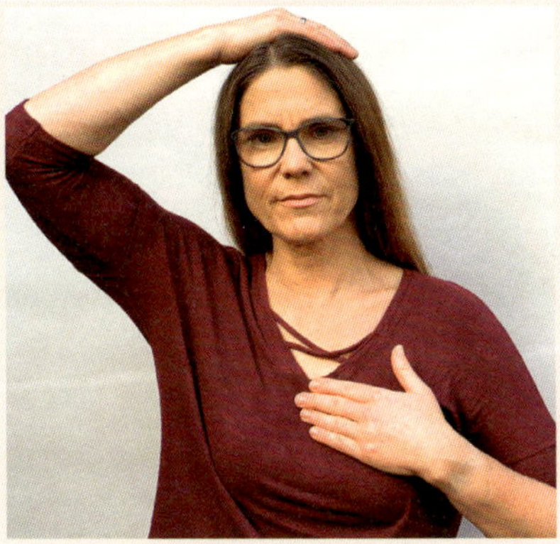

Dieser Griff stärkt die Thymusdrüse, belebt das Immunsystem, stärkt das Herz und den Kreislauf und harmonisiert die Atmung. Er öffnet das Herz, hilft, aus dem Herzen zu leben, halbherzige Dinge zu beenden, sich selbst und andere zu lieben, Schuldgefühle und falsche Verantwortlichkeiten loszulassen und leicht in und durch neue Lebensphasen zu gehen.

5. Schritt: Legen Sie nun die *linke Hand* auf den **Bauch** ca. drei Fingerbreit oberhalb des Bauchnabels.

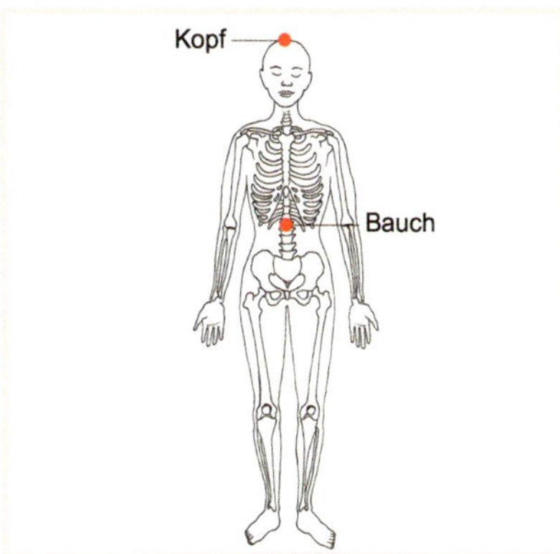


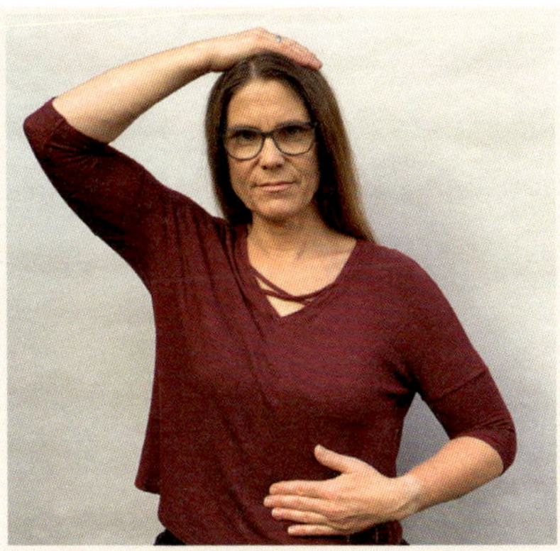

Dieser Griff stärkt den Magen, die Milz, die Nieren und die Bauchspeicheldrüse. Er belebt die Verdauung und unterstützt das Immunsystem im Darm. Zudem harmonisiert er die Zellstruktur und beugt Tumoren vor. Er stärkt ebenfalls das Herz-Kreislauf-System und harmonisiert das Nervensystem. Durch ihn kann man leichter entspannen und Stress abbauen, besser mit Aggressionen umgehen und tiefes Vertrauen ins Leben erfahren.

6. Schritt: Legen Sie die *linke Hand* auf das **Schambein.**

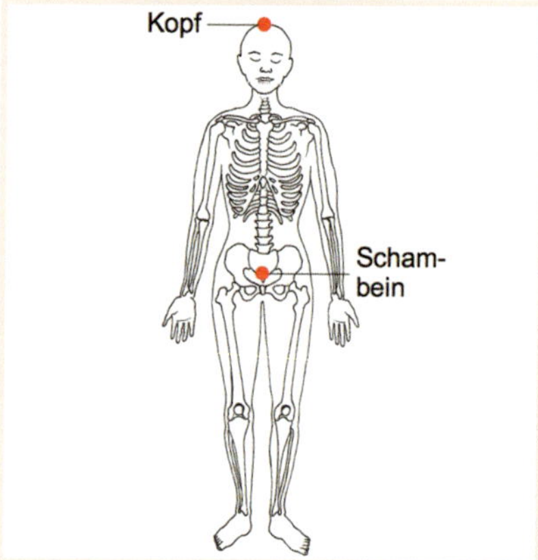


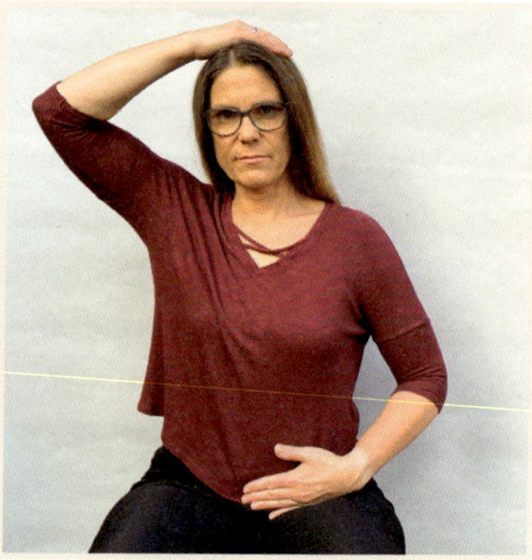

Dieser Griff löst Spannungen im Unterbauch und in den Beinen, harmonisiert die Fortpflanzungsorgane, stärkt die Wirbelsäule und die Bandscheiben und regelt die Verdauung und den Flüssigkeitshaushalt im Körper. Er beruhigt den Geist, gibt tiefe innere Sicherheit und Geborgenheit und regt die schöpferische Kreativität an.

7. Schritt: Legen Sie nun die *rechte Hand* auf das **Steißbein,** während die *linke Hand* auf dem **Schambein** bleibt.

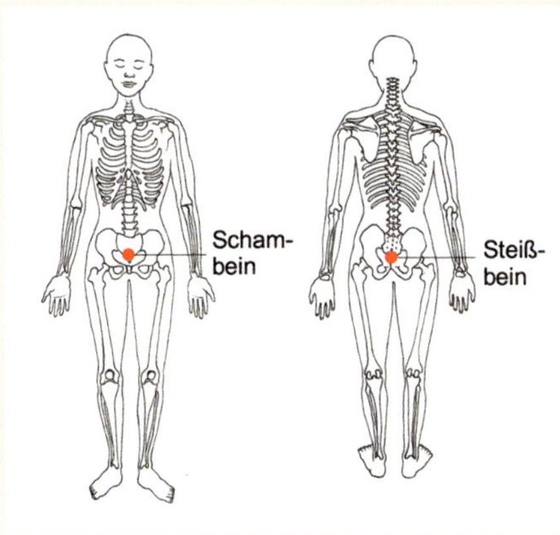


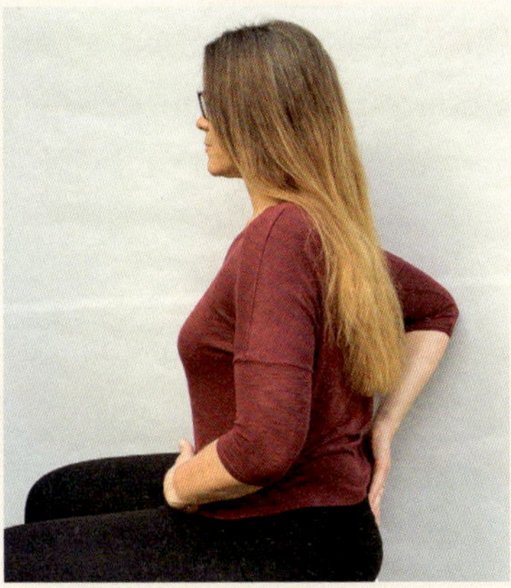

Dieser Griff unterstützt die Durchblutung in den Beinen und den Füßen. Er harmonisiert von Kopf bis Fuß, klärt die Gedanken, hilft, in Lösungen und Möglichkeiten zu denken, und gibt neue Energie, wenn man sich müde, erschöpft und antriebslos fühlt.

Jeder dieser sieben Schritte hat spezifische Wirkungen, und Sie können natürlich die Schritte, die Sie besonders ansprechen, immer wieder einzeln praktizieren. Dennoch ist es von Vorteil, den kompletten Strom durchzuführen, weil seine Wirkung über die Summe der einzelnen Schritte hinausgeht.
Wenn Sie den Zentralstrom morgens strömen, bringt er Ihnen Energie und Schwung für den Tag. Tagsüber geströmt hilft er Ihnen, zu entspannen und gleichzeitig aufzutanken, und abends unterstützt er Sie, abzuschalten und einen erholsamen Schlaf zu finden.

## Die Betreuerströme – loslassen, entspannen, regenerieren

Die Betreuerströme entstehen aus dem Zentralstrom. Wie ihr Name schon sagt, betreuen sie die beiden Körperseiten und darüber hinaus die Gedanken und Gefühle.

### Die Betreuerströme

- helfen, Stress abzubauen,
- das Gepäck loszulassen, das man mit sich herumträgt,
- zu entspannen, zu regenerieren und aufzutanken,
- ehrlich und aufrichtig zu sein – auch mit sich selbst,
- sich selbst treu zu sein,
- mit Krisen und Verlusten umzugehen,
- mit schlechten Erinnerungen fertig zu werden,
- einen klaren Kopf zu behalten
- und jeden Tag mit Freude und Kraft zu beginnen.

Die Betreuerströme können Sie immer anwenden, ganz gleich, welche körperlichen und emotionalen Themen Sie auch haben. Sie helfen und harmonisieren immer.

Für den linken Betreuerstrom machen Sie folgende Griffe:

1. Schritt: Legen Sie die *rechte Hand* auf das **linke SES 11** und die *linke Hand* auf das **linke SES 25.**

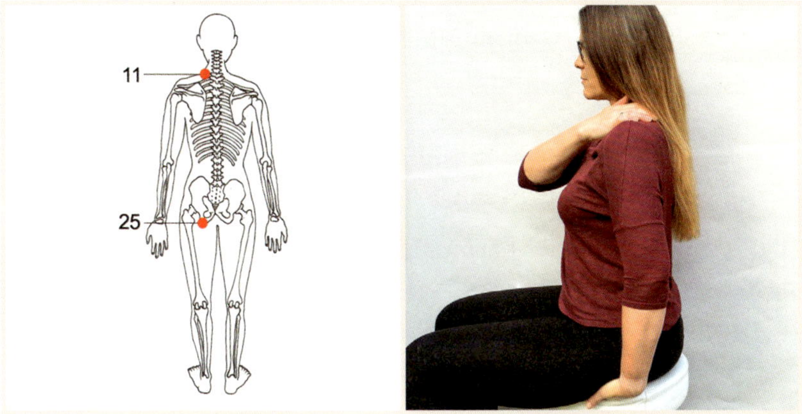


2. Schritt: Lassen Sie die *rechte Hand* auf dem **linken SES 11,** und legen Sie die *linke Hand* auf das **linke SES 15.**

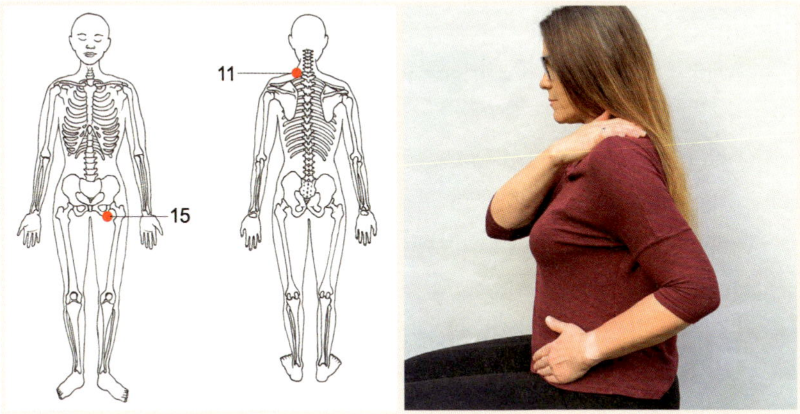

Für den rechten Betreuerstrom machen Sie die Griffe umgekehrt:
1. Schritt: Legen Sie die *linke Hand* auf das **rechte SES 11** und die *rechte Hand* auf das **rechte SES 25.**
2. Schritt: Lassen Sie die *linke Hand* auf dem **rechten SES 11,** und legen Sie die *rechte Hand* auf das **rechte SES 15.**

## Die Vermittlerströme – Bewegung und Wandel

Die Vermittlerströme harmonisieren den Energiehaushalt und gleichen Spannungen und Stress aus. Sie vermitteln zwischen den beiden Betreuerströmen, helfen dabei, die Energie gleichmäßig zu verteilen, und verweben die beiden Körperseiten harmonisch miteinander.
Die Vermittlerströme sind auch dann wichtig, wenn etwas erstarrt ist – körperlich, seelisch oder geistig. Sie bringen Entspannung, Wandel und Bewegung.

### Die Vermittlerströme

- helfen, mit Veränderungen und Wandel umzugehen,
- lösen Erstarrung,
- bringen in die Handlung und stärken die Handlungsfähigkeit,
- unterstützen, schlimme Erlebnisse oder Traumen zu verarbeiten und nicht daran zu zerbrechen,
- sorgen für Entspannung und freies Durchatmen,
- lösen tiefe Traurigkeit, Depressionen und Gereiztheit,
- helfen, wenn man sich minderwertig, ungeliebt und unbeachtet fühlt,
- wirken unterstützend bei Zwangsvorstellungen
- und lösen Grübeleien.

Für den linken Vermittlerstrom machen Sie folgende Griffe:

Legen Sie die *rechte Hand* auf das **linke SES 3,** also hinter die linke Schulter, sodass die Fingerspitzen zwischen dem oberen Ende des Schulterblattes und der Wirbelsäule liegen. Bilden Sie einen **Ring mit linkem Daumen und Ringfinger,** indem Sie die Daumenspitze auf den Ringfingernagel legen. Bringen Sie zusätzlich die **Knie** zusammen.

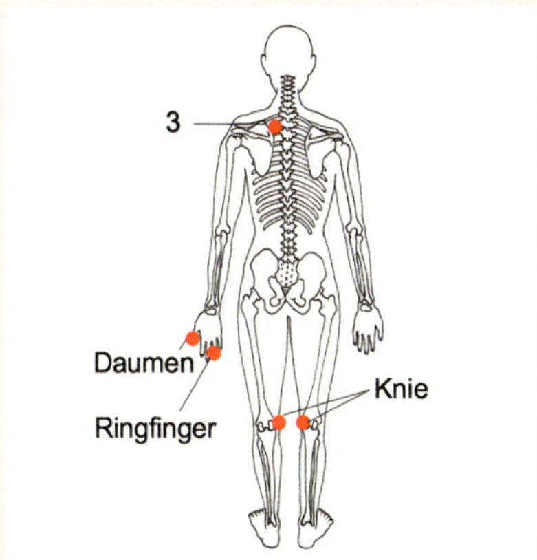


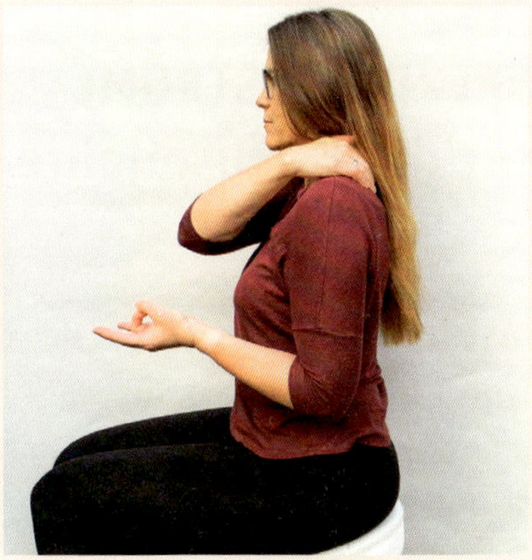

Für den rechten Vermittlerstrom machen Sie die Griffe umgekehrt:

Legen Sie die *linke Hand* auf das **rechte SES 3,** und bilden Sie einen **Ring mit rechtem Daumen und Ringfinger,** indem Sie die Daumenspitze auf den Ringfingernagel legen. Bringen Sie die **Knie** zusammen.

Wenn Ihnen der Strom im Sitzen zu anstrengend ist – oft ist es schwierig, die Knie entspannt zusammenzuhalten –, können Sie ihn auch im Liegen praktizieren: Wenn Sie auf der Seite liegen und die Knie anziehen, liegen diese von selbst aneinander.

# SPEZIELLE STRÖME für die Wechseljahre

In den Wechseljahren dreht sich alles um die Hormone. Im Jin Shin Jyutsu gibt es Ströme, die stark auf das Hormonsystem einwirken und es harmonisieren. Schauen Sie einfach, welcher der folgenden Ströme Sie am meisten anspricht, bzw., bei welchem Sie die Themen entdecken, die Sie gerade beschäftigen. Folgen Sie Ihrer Intuition, und wenden Sie das an, was Ihnen guttut.

Sie können nur auf einer oder auf beiden Körperseiten strömen. Vielleicht praktizieren Sie auch z. B. den Milzstrom auf der rechten Körperseite und wählen für die linke einen anderen Strom. Seien Sie ganz frei. Richtig ist, was sich richtig anfühlt.

Für jeden Strom gibt es einen oder mehrere Kurzgriffe. Diese ersetzen zwar nicht den ganzen Strom, aber stoßen ihn sozusagen an. Wenn Ihnen die Zeit einmal fehlt, um ausgiebig zu strömen, nutzen Sie einfach den entsprechenden Kurzgriff, oder halten Sie den zugehörigen Finger.

## Der Milzstrom – die persönliche Sonnenbank

Der Milzstrom ist der wichtigste Organstrom in den Wechseljahren, da er viele Themen miteinbezieht und daher sehr umfassend wirkt. Der Milzstrom wird auch die »persönliche Sonnenbank« oder die »Miniauszeit« genannt. Er harmonisiert die Emotionen, bringt die Mundwinkel wieder nach oben und schenkt Freude und Leichtigkeit. Er verleiht dem ganzen Wesen Leben spendende Energie, öffnet den Solarplexus und nährt alle anderen Ströme.

### Der Milzstrom

- unterstützt und harmonisiert die hormonellen Steuerungsvorgänge,
- unterstützt die Schilddrüse,
- bringt den Stoffwechsel, das Herz-Kreislauf-, das Lymph- und das Immunsystem ins Gleichgewicht,
- harmonisiert die Menstruation (bei Krämpfen, zu starker, zu schwacher oder unregelmäßiger Blutung),
- hilft den Nerven und dem vegetativen Nervensystem,
- stärkt und harmonisiert die Haut und das Bindegewebe,
- reguliert das Gewicht und den Appetit,
- hilft bei Verdauungsbeschwerden, Völlegefühl und Blähungen,
- unterstützt die Aufnahme von Vitaminen und Mineralstoffen,
- hält die Organe an ihrem Platz (bei allen Senkungserscheinungen),
- ist ein wichtiger Strom bei allen Ansammlungen und Tumoren, dient der Krebsvorsorge und unterstützt den Körper im Falle einer Chemotherapie,
- hilft bei Vergesslichkeit und beugt Alzheimer und Demenz vor,
- unterstützt bei allem, was mit dem Sprechen, der Sprache und den Stimmbändern zu tun hat,

- ist ein wichtiger Strom bei allen Allergien,
- hilft bei Überempfindlichkeiten (z. B. bezüglich Lärm, grellem Licht, lauten Geräuschen oder bestimmten Nahrungsmitteln),
- unterstützt einen gesunden, erholsamen Schlaf,
- löst Stress, Anspannung, Sorgen und Grübeleien,
- hilft bei innerer Unruhe und Reizbarkeit,
- verleiht Ruhe, Ausgeglichenheit, Vitalität und neuen Schwung,
- schenkt tiefes Vertrauen ins Leben,
- bringt Freude und Enthusiasmus,
- hilft bei Müdigkeit und Energielosigkeit,
- löst Ängste,
- hilft, Altes, Unbrauchbares – auch alte Muster – loszulassen, damit Neues entstehen kann,
- löst Mangeldenken und hilft, die Fülle zu sehen,
- und bringt Rhythmus ins Leben.

Für die linke Körperseite machen Sie folgende Griffe:

1. Schritt: Legen Sie die *linke Hand* auf das **linke SES 5** und die *rechte Hand* auf das **Steißbein.**

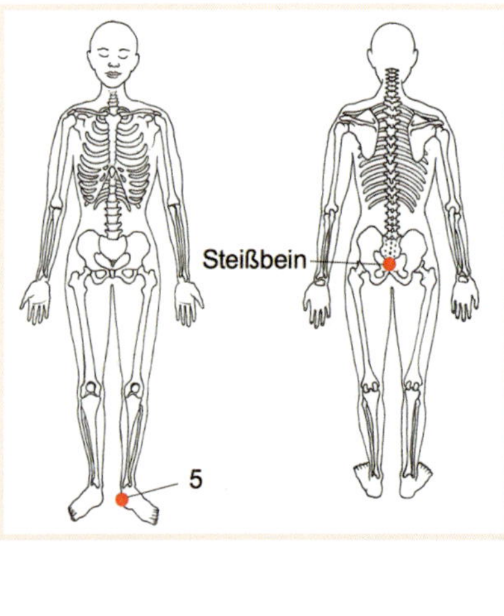


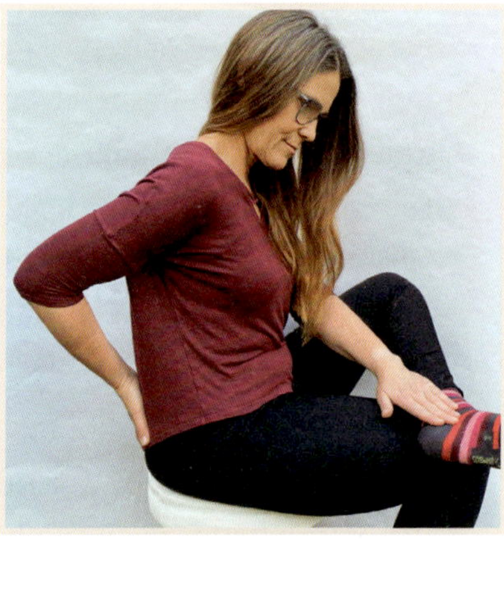

2. Schritt: Lassen Sie die *rechte Hand* auf dem **Steißbein,** und legen Sie die *linke Hand* auf das **rechte SES 14.**

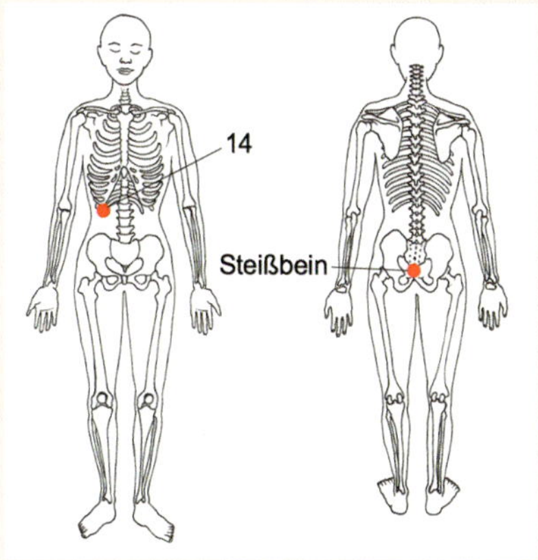


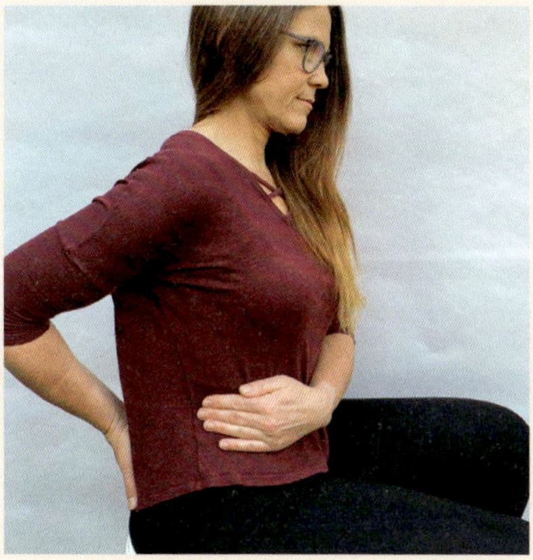

3. Schritt: Nun lassen Sie die *linke Hand* auf dem **rechten SES 14** und legen die *rechte Hand* auf das **linke SES 13.**

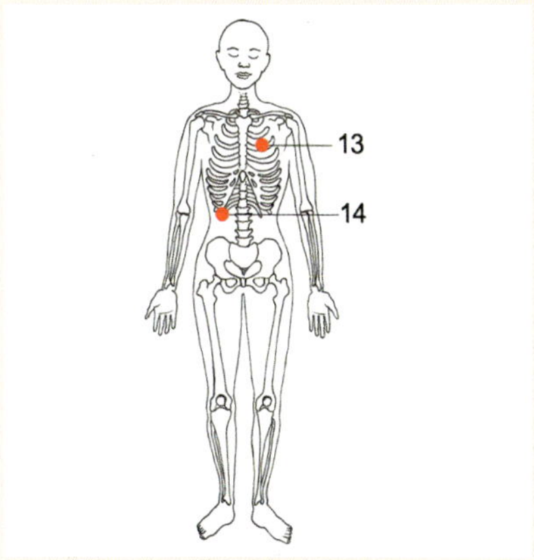


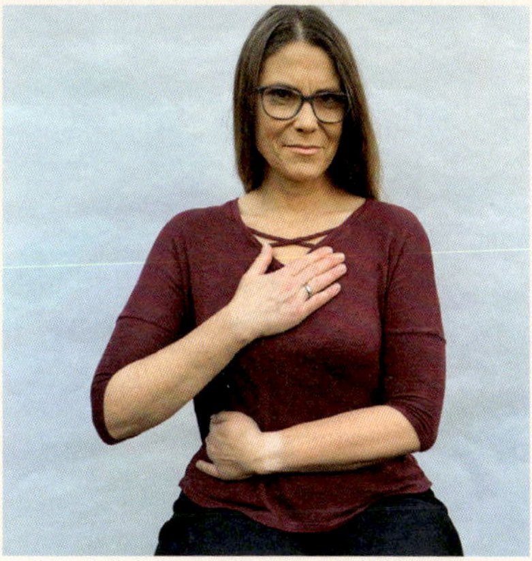

4. Schritt: Die *linke Hand* bleibt weiterhin auf dem **rechten SES 14,** während die *rechte Hand* auf das **rechte SES 22** geht.

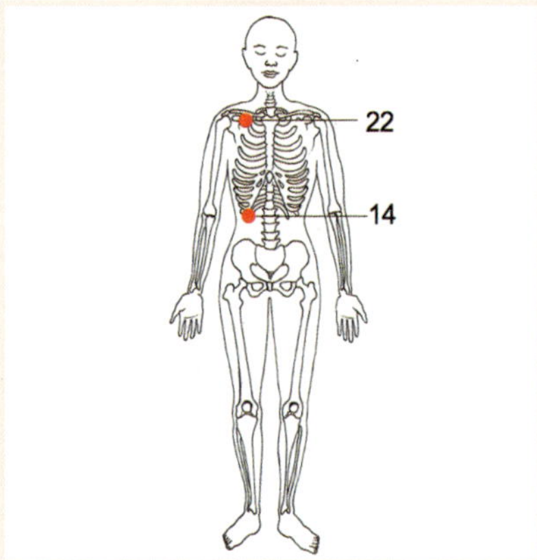


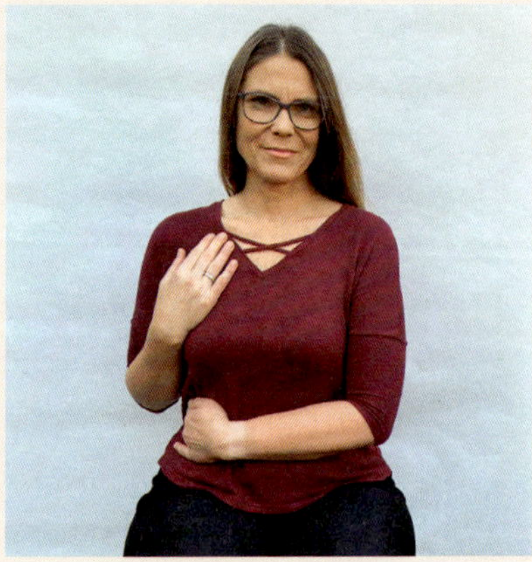

Für die rechte Körperseite machen Sie die Griffe umgekehrt:

1. Schritt: Legen Sie die *rechte Hand* auf das **rechte SES 5** und die *linke Hand* auf das **Steißbein.**

2. Schritt: Lassen Sie die *linke Hand* auf dem **Steißbein,** und legen Sie die *rechte Hand* auf das **linke SES 14.**

3. Schritt: Nun lassen Sie die *rechte Hand* auf dem **linken SES 14** und legen die *linke Hand* auf das **rechte SES 13.**

4. Schritt: Die *rechte Hand* bleibt weiterhin auf dem **linken SES 14,** während die *linke Hand* auf das **linke SES 22** geht.

Kurzgriffe: Machen Sie den ersten Schritt vom Milzstrom.
Oder halten Sie das **SES 14** und das **SES 13** der anderen Körperseite.

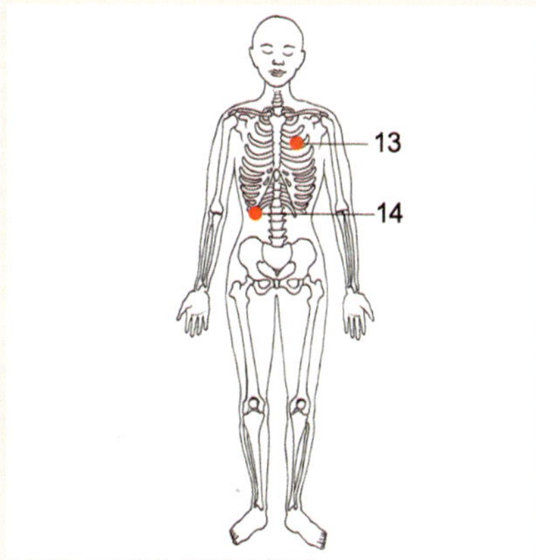


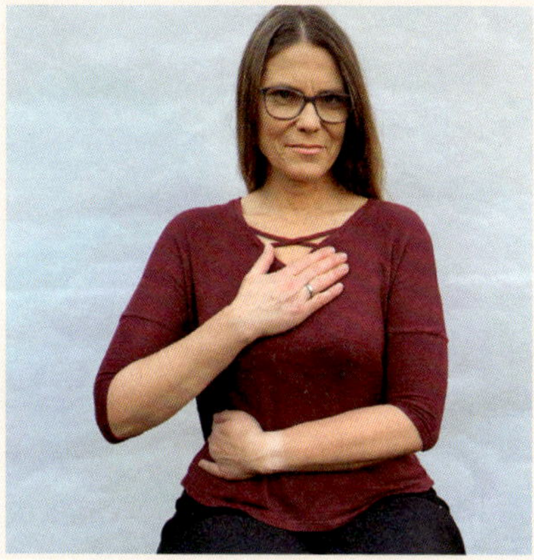

Zugehöriger Finger: Daumen

## Der Magenstrom – der Scheibenwischer für den Kopf

Der Magenstrom fließt vom Kopf bis in die Zehen und harmonisiert so von Kopf bis Fuß. Er öffnet die Mitte, sodass die Energie ungehindert hinunter- und wieder hinauffließen kann. Zudem klärt er die Gedanken und macht den Kopf frei.

### Der Magenstrom

- bringt das Denken ins Gleichgewicht und stoppt das Gedankenkarussell,
- befreit von Sorgen und Grübeleien,
- hilft, sich selbst zu lieben und sich geliebt zu fühlen,
- harmonisiert die Gefühle,
- hilft, alles zu verdauen – körperlich, geistig und emotional,
- löst Stress, hilft uns, wenn wir uns gehetzt fühlen, immer zu spät kommen,
- stärkt den Selbstwert und löst Minderwertigkeitsgefühle,
- hilft, die Verantwortung zu übernehmen,
- gibt neue Perspektiven und den Mut, Neues zu wagen,
- harmonisiert die Verdauung, auch wenn uns etwas »auf den Magen schlägt«,
- harmonisiert Durchfall, Verstopfung und Blähungen,
- ist wichtig für alles, was mit dem Kopf zu tun hat: Zähne, Zahnfleisch, Kiefer, Nebenhöhlen, Nase und Ohren,
- hilft bei Kopfschmerzen und Druck im Kopf,
- kräftigt die Kopfhaut, hilft bei Haarausfall und beugt vorzeitigem Ergrauen der Haare vor,
- ist ein wichtiger Strom für die Haut, hilft z. B. bei Akne, Ausschlägen, Pickeln und Mitessern, Hautallergien, zu trockener oder zu fettiger Haut, Juckreiz, rauen und aufgesprungenen Lippen,
- harmonisiert den Muskeltonus,
- unterstützt die Knie,
- unterstützt die Schilddrüse
- und harmonisiert den ganzen Hormonhaushalt.

Für die linke Körperseite machen Sie folgende Griffe:

1. Schritt: Legen Sie die *rechte Hand* auf das **linke SES 21,** wo sie während des ganzen Stromes bleibt, und die *linke Hand* auf das **linke SES 22.**

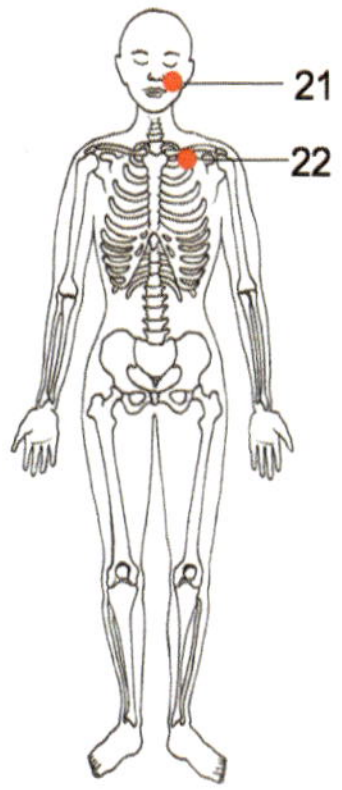


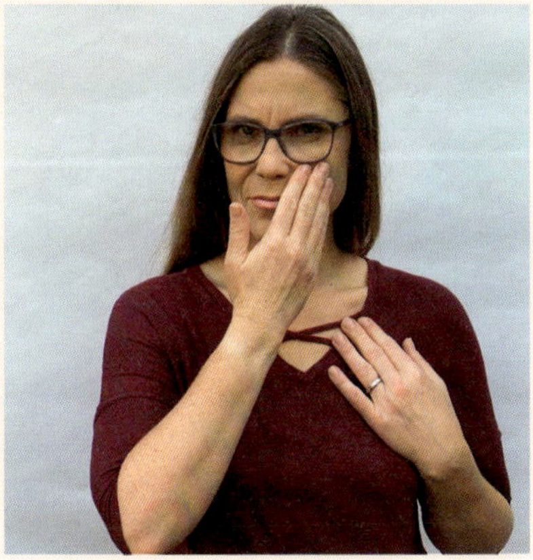

2. Schritt: Legen Sie die *linke Hand* auf das **rechte SES 14.**

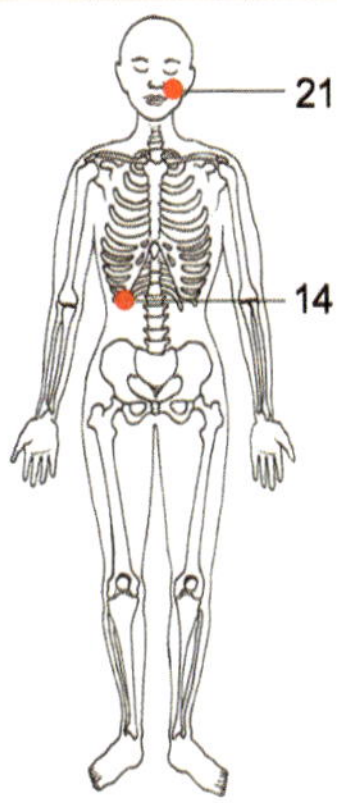


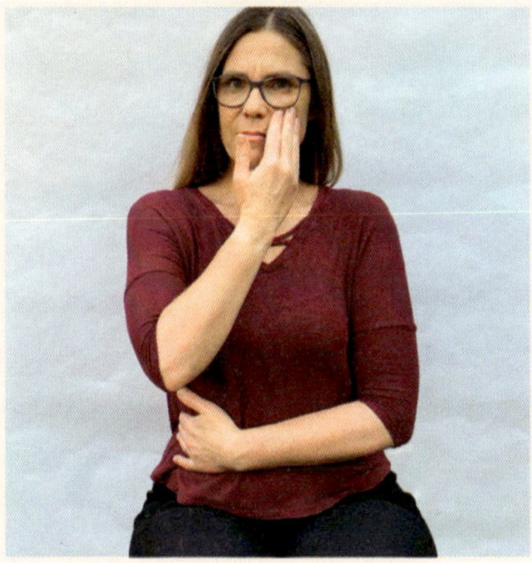

3. Schritt: Legen Sie nun die *linke Hand* auf das **rechte SES 23.** Wenn es für Sie einfacher ist, können Sie das SES 23 auch mit dem Handrücken halten.

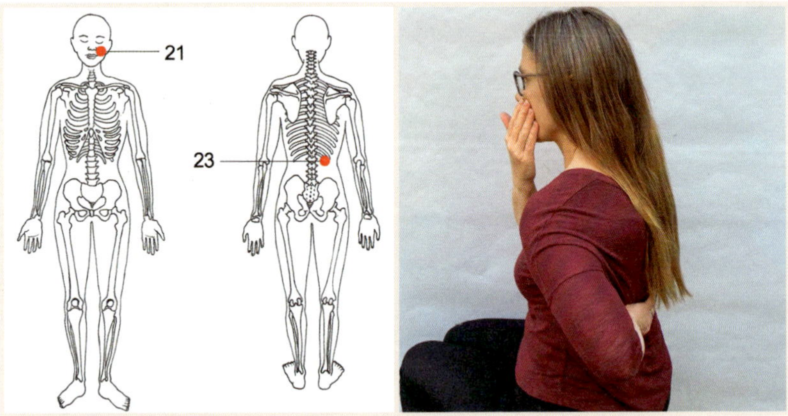


4. Schritt: Jetzt geht die *linke Hand* auf das **linke SES 14.**

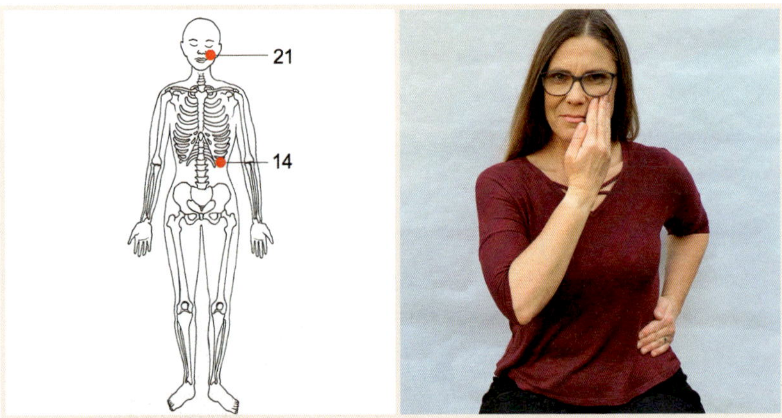

5. Schritt: Legen Sie die *linke Hand* auf das **rechte hohe SES 1** (Innenseite Oberschenkel, ca. eine Handbreit oberhalb des Knies).

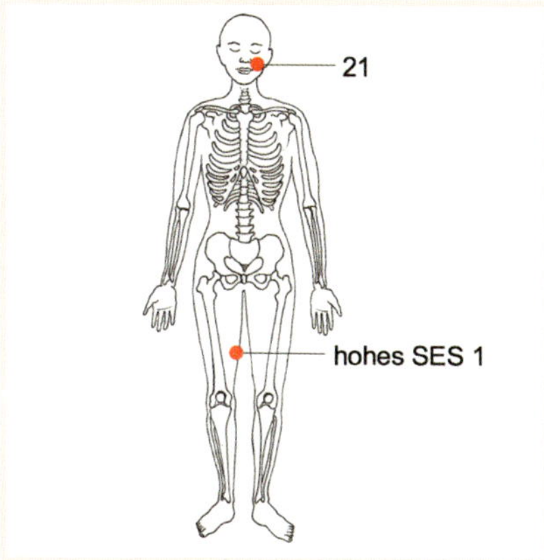


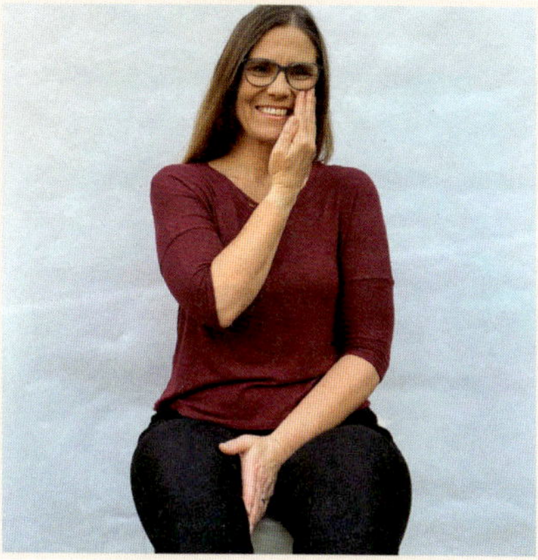

6. Schritt: Legen Sie die *linke Hand* auf das **rechte tiefe SES 8** (Außenseite Wade, ca. eine Handbreit unterhalb der Kniekehle).

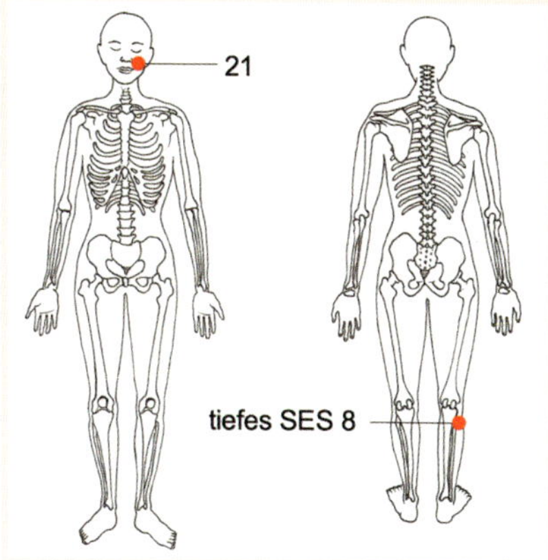


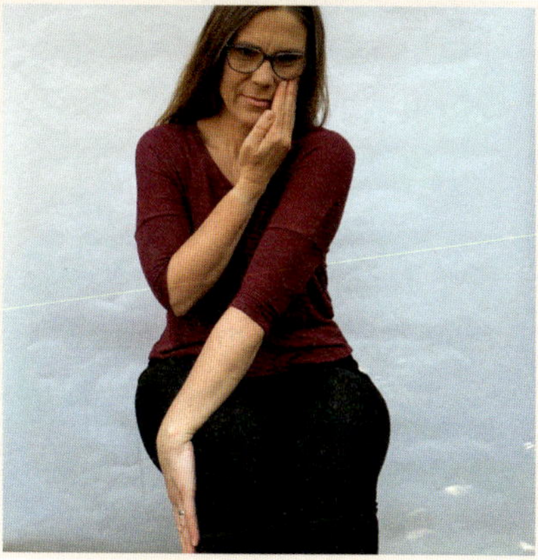

7. Schritt: Nun halten Sie mit der *linken Hand* den **rechten mittleren Zeh.**

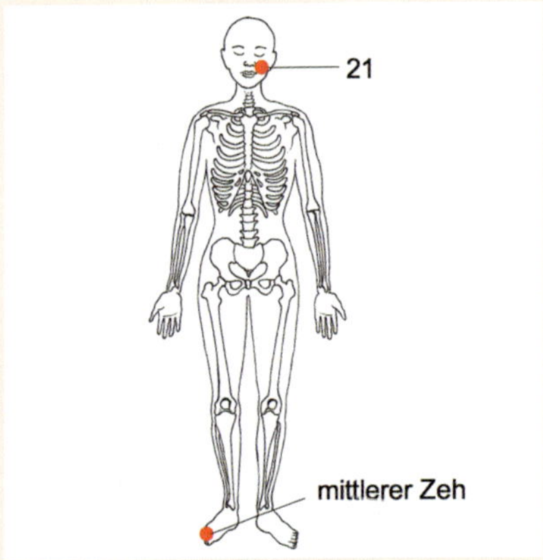


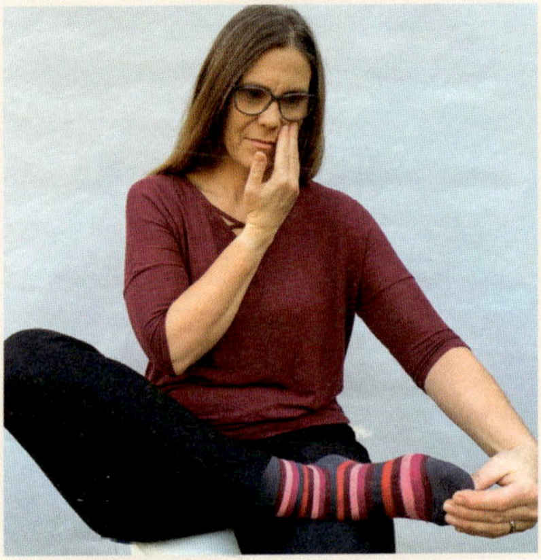

Für die rechte Körperseite machen Sie die Griffe umgekehrt:

1. Schritt: Legen Sie die *linke Hand* auf das **rechte SES 21,** wo sie während des ganzen Stromes bleibt, und die *rechte Hand* auf das **rechte SES 22.**

2. Schritt: Legen Sie die *rechte Hand* auf das **linke SES 14.**

3. Schritt: Legen Sie dann die *rechte Hand* auf das **linke SES 23.**

4. Schritt: Jetzt geht die *rechte Hand* auf das **rechte SES 14.**

5. Schritt: Legen Sie die *rechte Hand* auf das **linke hohe SES 1** (Innenseite Oberschenkel, ca. eine Handbreit oberhalb des Knies).

6. Schritt: Legen Sie die *rechte Hand* auf das **linke tiefe SES 8** (Außenseite Wade, ca. eine Handbreit unterhalb der Kniekehle).

7. Schritt: Nun halten Sie mit der *rechten Hand* den **linken mittleren Zeh.**

Kurzgriffe: Machen Sie den ersten Schritt vom Magenstrom.
Oder halten Sie das **SES 14** und das **hohe SES 1** der anderen Körperseite.

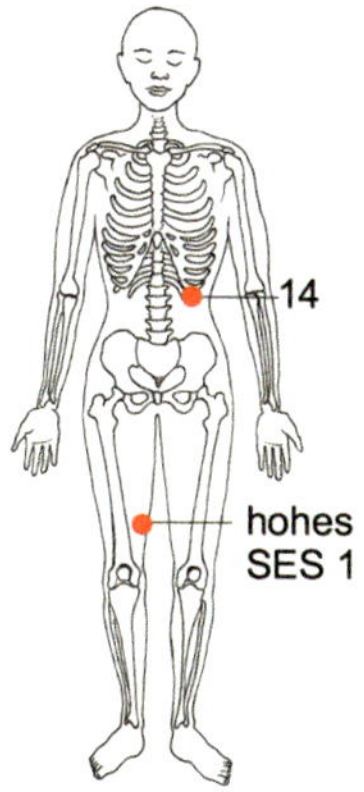


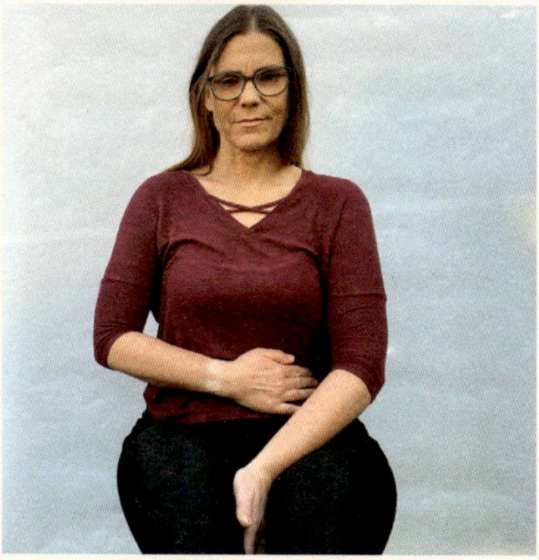

Zugehöriger Finger: Daumen

## Der Nabelstrom – der Regent der Nacht

Der Nabelstrom hilft uns, »angenabelt« zu bleiben, uns mit der Lebensquelle verbunden zu fühlen. Er unterstützt die allgemeine Hormonregulation und ist DER Strom bei Hitzewallungen. Man nennt den Nabelstrom auch den »Regenten der Nacht«. Er hilft, das Licht selbst in tiefster Dunkelheit zu sehen, und unterstützt uns bei allen Themen, die mit der Nacht zu tun haben: nächtliche Schweißausbrüche, Herzklopfen, Schlafprobleme, Ängste etc. Er löst Begrenzungen auf, nährt und erneuert, öffnet die Mitte und schenkt Vertrauen und Hoffnung.

### Der Nabelstrom

- gibt Energie für den Tag,
- ist unser Jungbrunnen,
- hilft bei Depressionen und Hoffnungslosigkeit,
- stärkt alle Organe – man nennt ihn auch den »Wächter aller Organe«,
- reguliert Hormonschwankungen,
- regelt die Körpertemperatur – hilft bei Hitzewallungen und nächtlichen Schweißausbrüchen,
- ist wichtig bei allen kritischen Themen und Befindlichkeiten,
- ist wichtig für die Zellerneuerung (z. B. bei Krebs),
- hilft bei Autoimmunerkrankungen,
- unterstützt bei Schwächegefühl und Burn-out,
- fördert einen erholsamen Schlaf, hilft beim Ein- und Durchschlafen,
- ist ein wichtiger Strom bei Missbrauch,
- hilft bei rheumatischen Erkrankungen, Gelenkbeschwerden, Arthrose und Arthritis,
- lindert Schmerzen in Schultern und Armen,
- unterstützt die Ohren
- und stärkt die Augen.

Für die linke Körperseite machen Sie folgende Griffe:

1. Schritt: Legen Sie die *linke Hand* auf das **rechte SES 20** und die *rechte Hand* auf das **linke SES 19.**

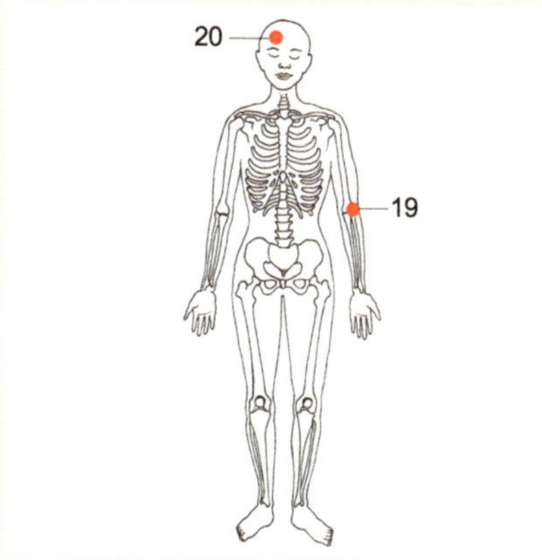


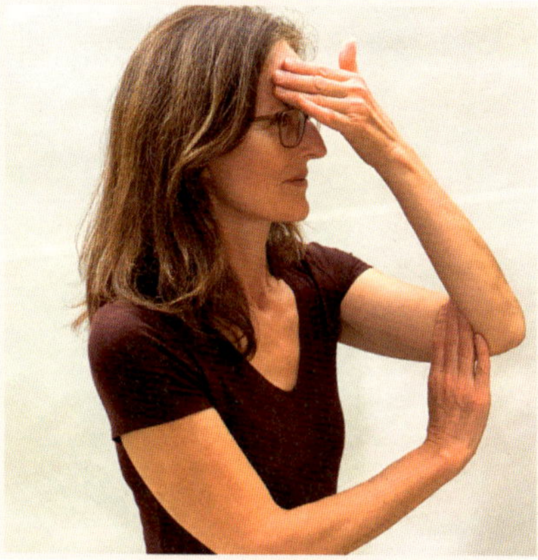

2. Schritt: Die *linke Hand* bleibt auf dem **rechten SES 20,** während die *rechte Hand* auf das **rechte SES 12** geht.

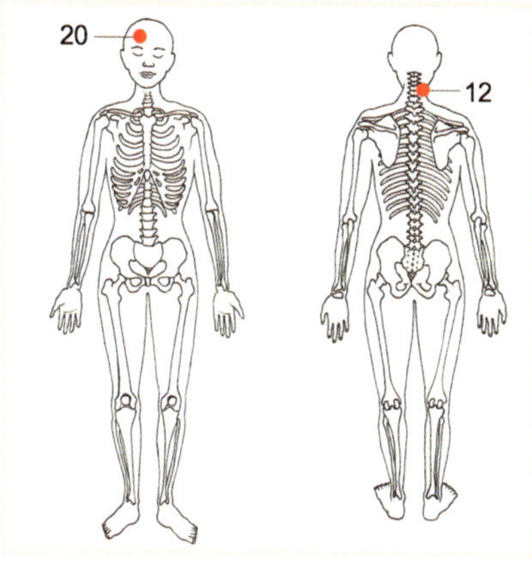


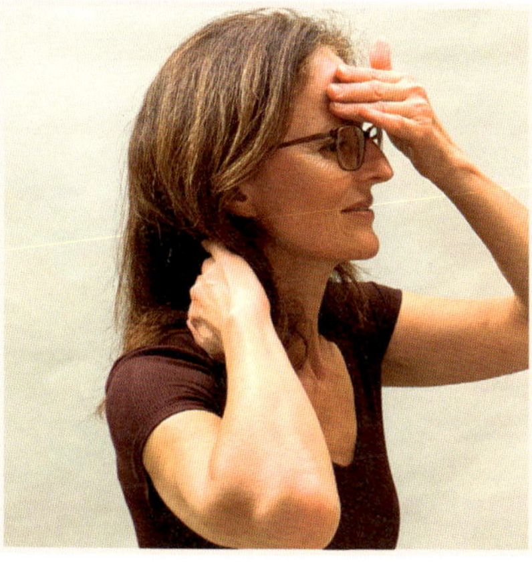

3. Schritt: Lassen Sie nun die *rechte Hand* auf dem **rechten SES 12,** und legen Sie die *linke Hand* auf das **rechte SES 14.**

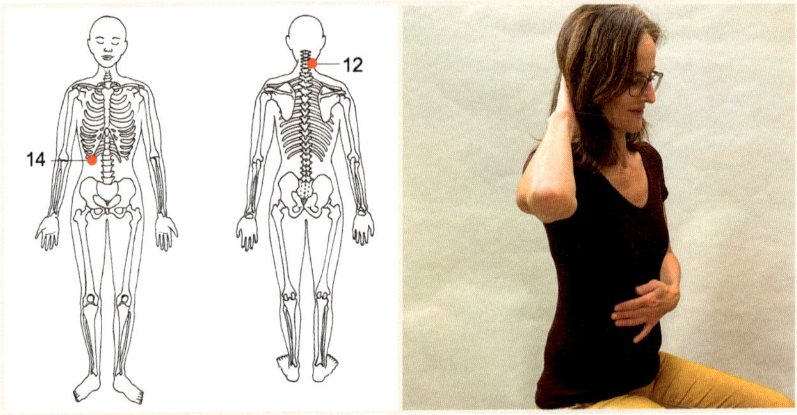


4. Schritt: Die *linke Hand* bleibt auf dem **rechten SES 14,** während die *rechte Hand* auf das **linke SES 14** geht. Das linke SES 14 wird ab hier bis zum Ende des Stromes gehalten.

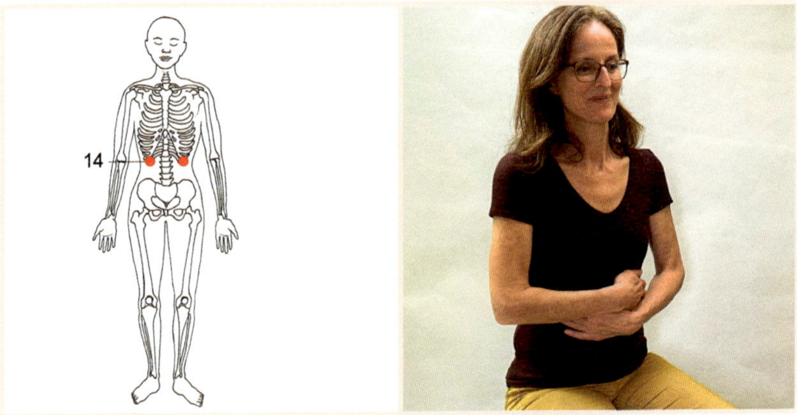

5. Schritt: Legen Sie die *linke Hand* auf das **rechte SES 23.**

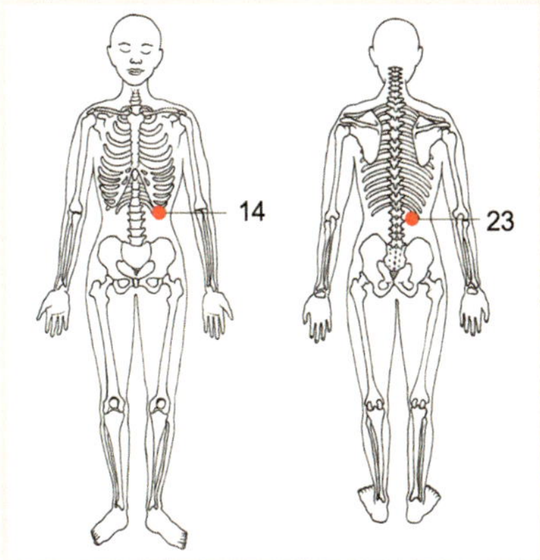


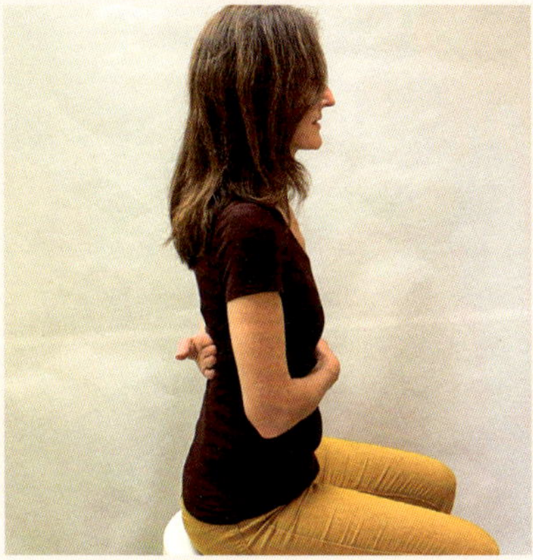

6. Schritt: Legen Sie die *linke Hand* auf das **rechte SES 25.** Falls diese Position zu unbequem ist, können Sie auch einfach, wie auf dem Foto zu sehen ist, die Hände tauschen, also: *linke Hand* auf das **linke SES 14,** *rechte Hand* auf das **rechte SES 25.**

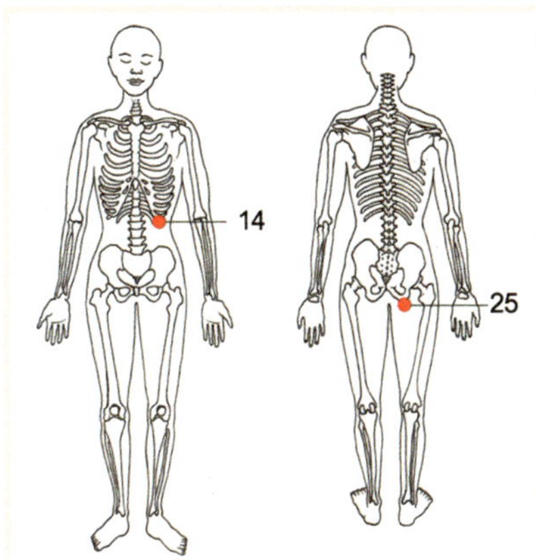


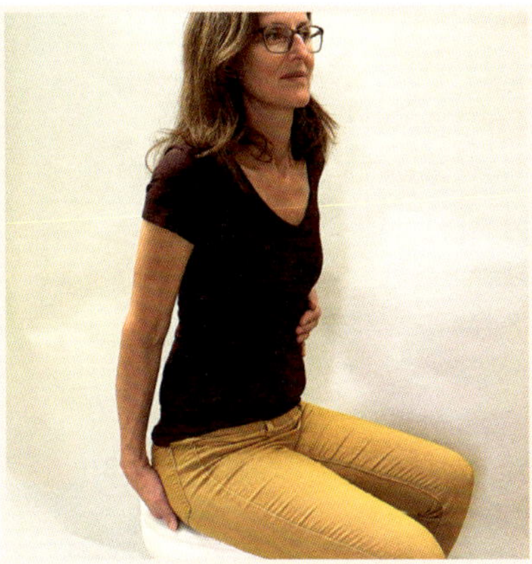

7. Schritt: Lassen Sie eine Hand auf dem **linken SES 14,** und legen Sie die andere Hand auf das **rechte SES 16.**

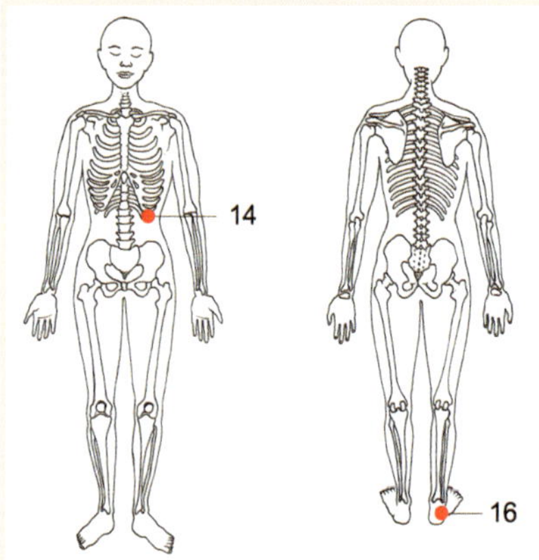


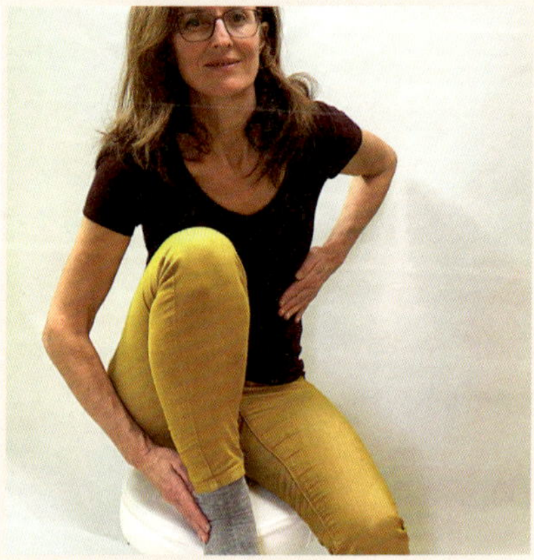

8. Schritt: Halten Sie mit der *linken Hand* den **rechten Ringfinger,** während die *rechte Hand* auf das **linke SES 14** geht bzw. weiterhin dort bleibt.

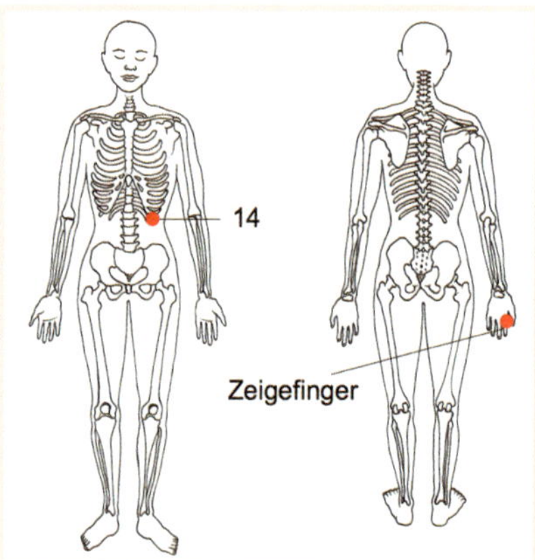


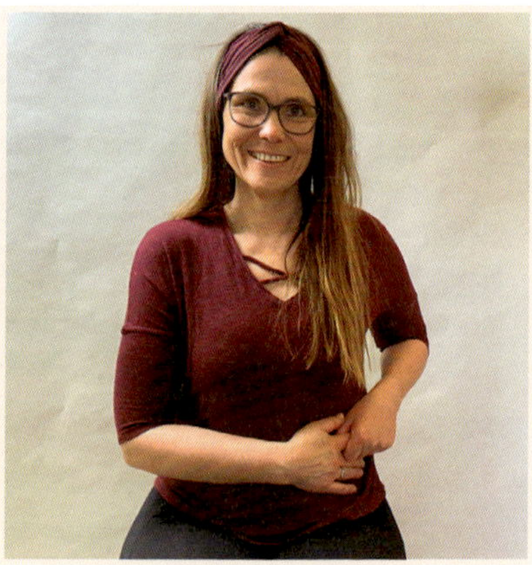

Für die rechte Körperseite machen Sie die Griffe umgekehrt:

1\. Schritt: Legen Sie die *rechte Hand* auf das **linke SES 20** und die *linke Hand* auf das **rechte SES 19.**

2\. Schritt: Die *rechte Hand* bleibt auf dem **linken SES 20,** während die *linke Hand* auf das **linke SES 12** geht.

3\. Schritt: Lassen Sie nun die *linke Hand* auf dem **linken SES 12,** und legen Sie die *rechte Hand* auf das **linke SES 14.**

4\. Schritt: Die *rechte Hand* bleibt auf dem **linken SES 14,** während die *linke Hand* auf das **rechte SES 14** geht. Das rechte SES 14 wird ab hier bis zum Ende des Stromes gehalten.

5\. Schritt: Legen Sie die *rechte Hand* auf das **linke SES 23.**

6\. Schritt: Legen Sie die *rechte Hand* auf das **linke SES 25.** Wechseln Sie ggf. die Hände: *rechte Hand* auf das **rechte SES 14,** *linke Hand* auf das **linke SES 25.**

7\. Schritt: Lassen Sie die eine Hand auf dem **rechten SES 14,** und legen Sie die andere Hand auf das **linke SES 16.**

8\. Schritt: Halten Sie mit der *rechten Hand* den **linken Ringfinger,** während die *linke Hand* auf das **rechte SES 14** geht bzw. weiterhin dort bleibt.

Für den Nabelstrom gibt es auch eine kürzere Variante, die aus drei Schritten besteht.

Für die linke Körperseite machen Sie folgende Griffe:

1. Schritt: Legen Sie die *rechte Hand* auf das **linke SES 11,** wo sie bis zum Ende des Stromes bleibt, und die *linke Hand* auf das **rechte SES 12.**

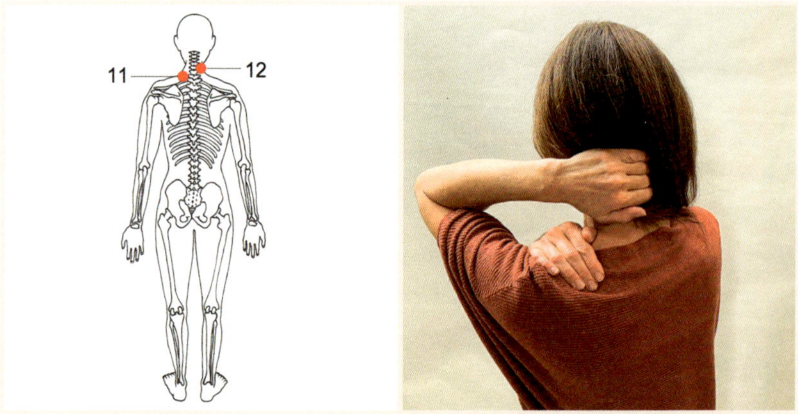


2. Schritt: Legen Sie die *linke Hand* auf das **rechte SES 20.**

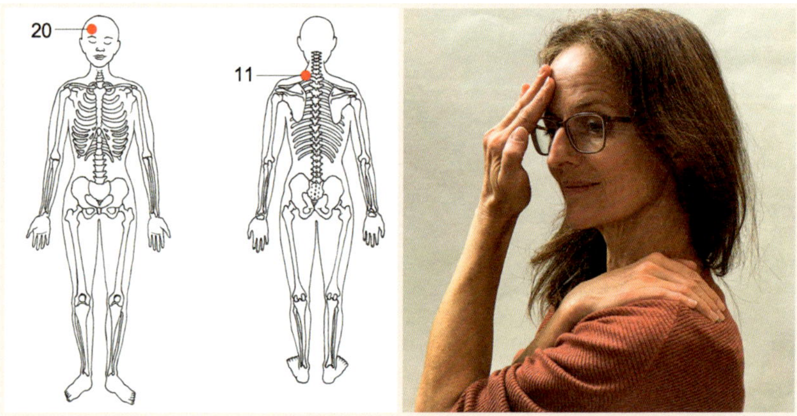

3. Schritt: Nun geht die *linke Hand* auf das **linke SES 12.**

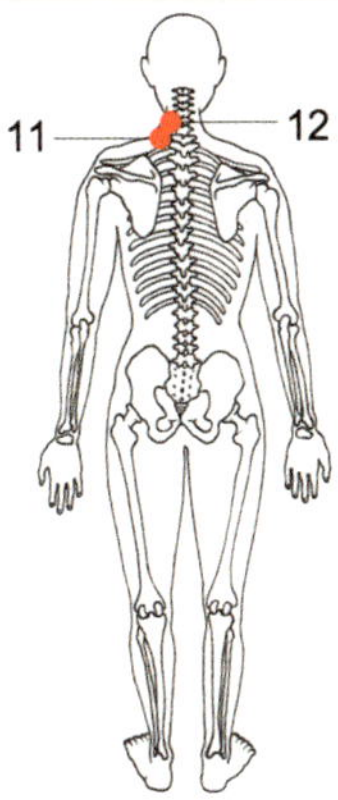


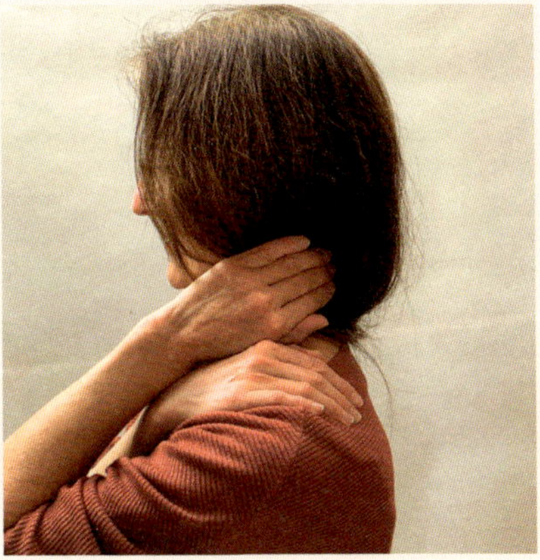

Für die rechte Körperseite machen Sie die Griffe umgekehrt:

1. Schritt: Legen Sie die *linke Hand* auf das **rechte SES 11,** wo sie bis zum Ende des Stromes bleibt, und die *rechte Hand* auf das **linke SES 12.**

2. Schritt: Legen Sie die *rechte Hand* auf das **linke SES 20.**

3. Schritt: Nun geht die *rechte Hand* auf das **rechte SES 12.**

Kurzgriff: Machen Sie den ersten Schritt vom Nabelstrom oder von der kurzen Variante.

Zugehöriger Finger/Handteil: Ringfinger oder Handinnenfläche

## Der Zwerchfellstrom – der Helfer des Herzens

Der Zwerchfellstrom hilft uns, unserem Herzen zu folgen. Er lässt uns den roten Faden in unserem Leben sehen. Wir erkennen Zusammenhänge, ohne uns im Detail zu verlieren. Er hilft uns, darauf zu achten, wie wir die Welt wahrnehmen, um ggf. unsere Denk- und Sichtweise verändern zu können – Gedanken werden zu Worten, und Worte werden zu Tatsachen.

### Der Zwerchfellstrom

- harmonisiert und vitalisiert das ganze Wesen,
- hilft bei Ratlosigkeit, Verzweiflung und Hilflosigkeit,
- stärkt die Unabhängigkeit,
- hilft bei Mundtrockenheit und ständigem Durst,
- unterstützt bei Diabetes und erhöhtem Cholesterinspiegel,
- hilft bei Albträumen und Schlafwandeln,
- unterstützt das Ausatmen und Loslassen,
- stabilisiert den Hormonhaushalt, den Kreislauf und den Lymphstrom,
- ist wichtig für das zentrale Nervensystem,
- stärkt das Herz, schützt vor Herzinfarkt und Schlaganfall,
- ist hilfreich bei Unruhezuständen, zu schnellem Puls und Herzschlag,
- regelt die Blutzusammensetzung und kontrolliert den Blutfluss durch die Gefäße,
- hilft bei Kurzatmigkeit und Benommenheit
- und unterstützt die Augen.

Für die linke Körperseite machen Sie folgende Griffe:

1. Schritt: Legen Sie die *rechte Hand* auf das **linke SES 14** und die *linke Hand* auf das **rechte SES 19.**

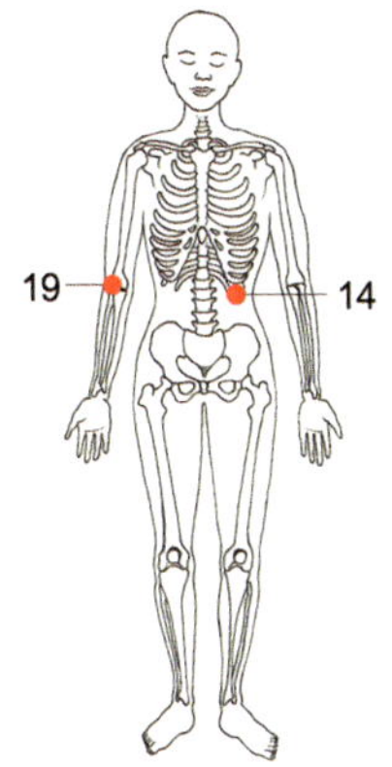


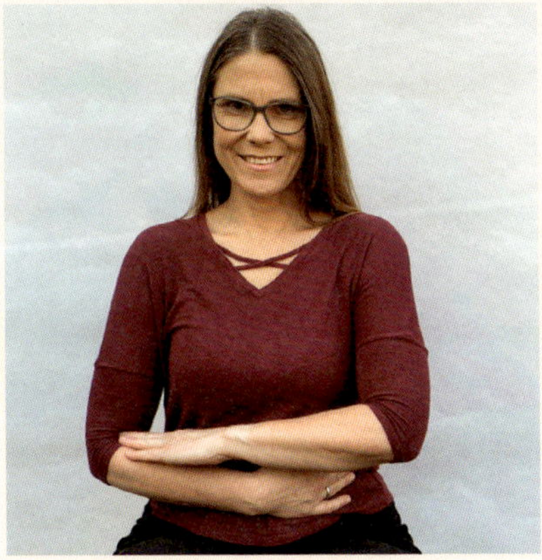

2. Schritt: Lassen Sie die *rechte Hand* auf dem **linken SES 14,** während die *linke Hand* auf das **linke SES 25** geht, wo sie bis zum Ende des Stromes bleibt.

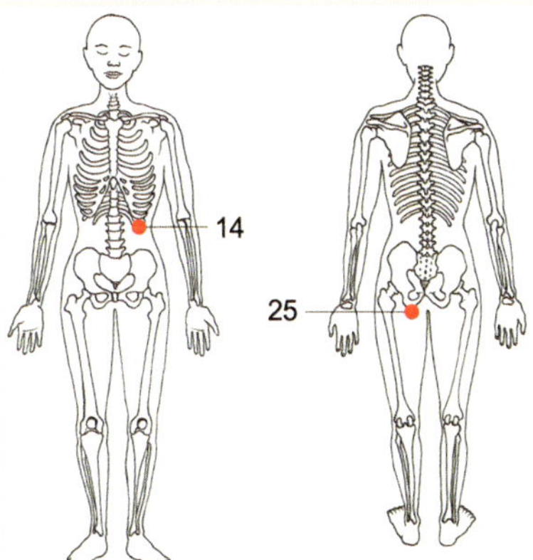


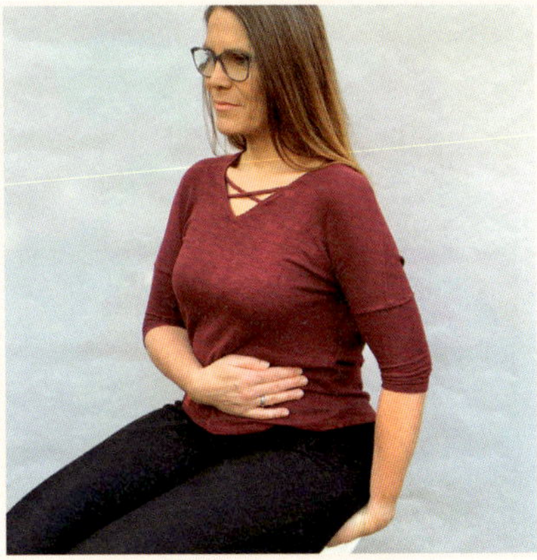

3. Schritt: Legen Sie die *rechte Hand* auf das **rechte SES 5.**

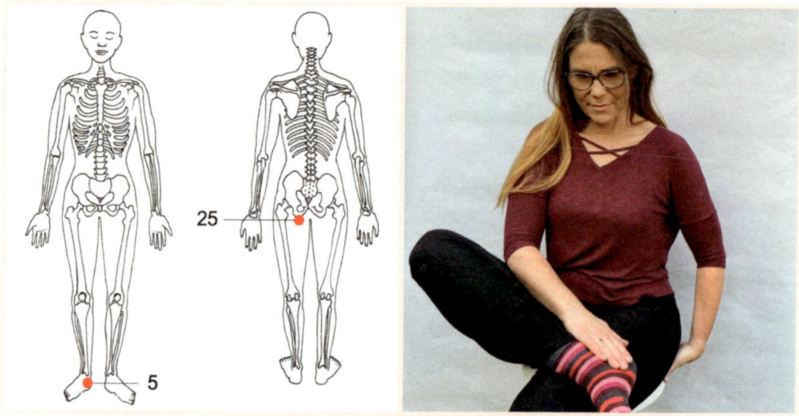


4. Schritt: Nun ballen Sie die *rechte Hand* zu einer lockeren Faust, sodass die *Spitzen des Zeige-, Mittel-, Ring- und kleinen Fingers* die **Handinnenseite** berühren.

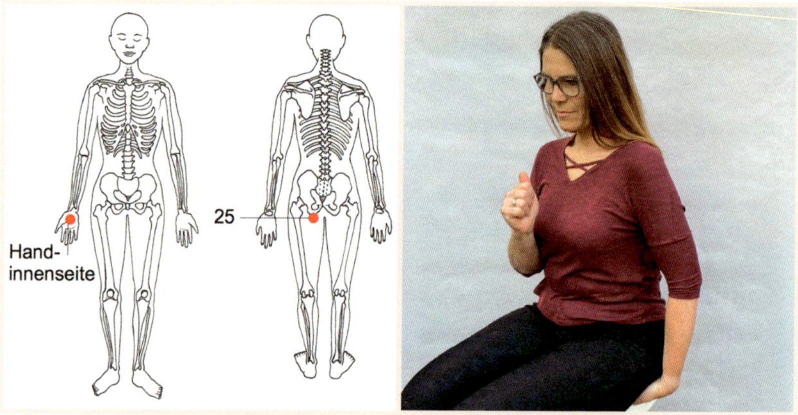

5. Schritt: Bilden Sie einen **Kreis aus rechtem Daumen und Ringfinger,** indem Sie die Daumenspitze auf den Ringfingernagel legen.

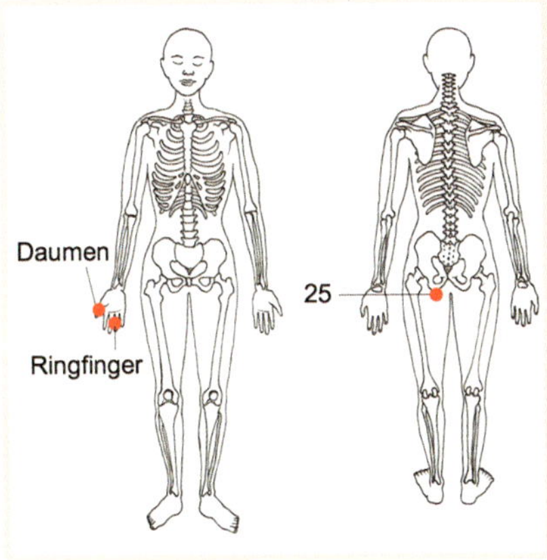


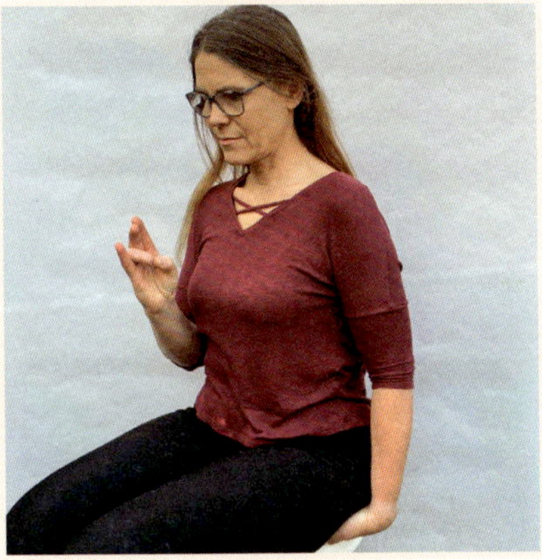

Für die rechte Körperseite machen Sie die Griffe umgekehrt:

1. Schritt: Legen Sie die *linke Hand* auf das **rechte SES 14** und die *rechte Hand* auf das **linke SES 19.**

2. Schritt: Lassen Sie die *linke Hand* auf dem **rechten SES 14,** während die *rechte Hand* auf das **rechte SES 25** geht, wo sie bis zum Ende des Stromes bleibt.

3. Schritt: Legen Sie die *linke Hand* auf das **linke SES 5.**

4. Schritt: Nun ballen Sie die *linke Hand* zu einer lockeren Faust, sodass die Spitzen des *Zeige-, Mittel-, Ring- und kleinen Fingers* die **Handinnenseite** berühren.

5. Schritt: Bilden Sie einen **Ring aus linkem Daumen und Ringfinger,** indem Sie die Daumenspitze auf den Ringfingernagel legen.

Kurzgriff: Machen Sie den ersten Schritt des Zwerchfellstroms.

Zugehöriger Handteil: Handinnenfläche

## Der Nierenstrom – für Erneuerung und Regeneration

Der Nierenstrom hilft bei der Erneuerung und Regeneration. Die Nierenfunktionsenergie wird auch als »Wasser des Lebens« bezeichnet. Die Nieren sind der Speicher der Lebensessenz, unserer physischen Energie. Der Nierenstrom holt den Atem in den Körper, macht uns wach und klar. Er hilft uns, mutig und kraftvoll unseren Weg zu gehen, Neues zu wagen und darauf zu vertrauen, dass wir von einer Kraft voller Weisheit und Güte getragen werden.

### Der Nierenstrom

- löst Ängste, Depressionen und Unsicherheiten,
- bringt uns wieder in Verbindung mit der inneren Weisheit,
- schenkt neue Perspektiven und Visionen,
- fördert die Willenskraft und gibt neuen Schwung,
- unterstützt die Entgiftung – geistig, seelisch und körperlich,
- stärkt die Kopfhaut und den Haarwuchs,
- kräftigt Nägel, Nagelhaut und den Zahnschmelz,
- unterstützt die Hormonregulierung,
- hilft bei Hitzewallungen und Schweißausbrüchen,
- wirkt unterstützend bei Herzbeschwerden und Bluthochdruck,
- stärkt die Ohren und den Gleichgewichtssinn – bringt auch innerlich immer wieder ins Gleichgewicht,
- unterstützt Füße und Beine – gut bei kraftlosen Beinen, schwachen Knien, immer wieder einschlafenden Füßen,
- hilft bei großer Müdigkeit,
- unterstützt bei allem, was mit den Gefäßwänden zu tun hat, z. B. Verhärtungen von Arterien- und Venenwänden,
- hilft bei Osteoporose,
- ist hilfreich bei Herpes,

- harmonisiert den Blutkreislauf und den Blutdruck
- und reguliert das Wärmeempfinden und die Durchblutung.

Für die linke Körperseite machen Sie folgende Griffe:

1. Schritt: Halten Sie mit der *rechten Hand* den **linken kleinen Zeh,** und legen Sie die *linke Hand* auf das **Schambein.**

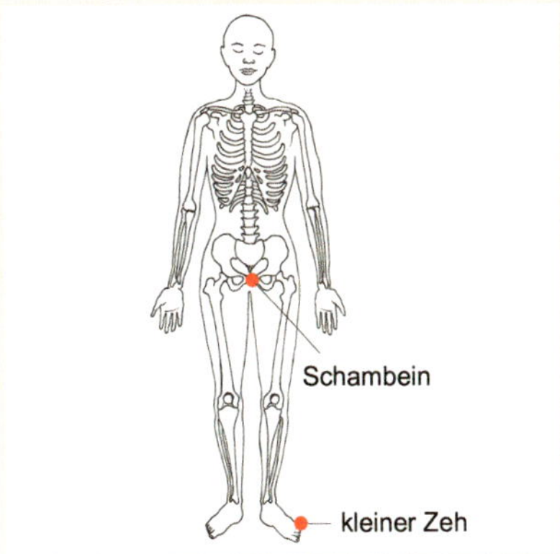


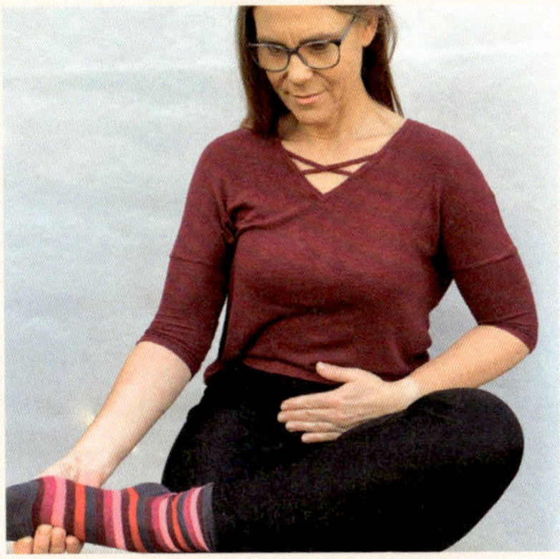

2. Schritt: Lassen Sie die *linke Hand* auf dem **Schambein,** während die *rechte Hand* auf das **Steißbein** geht, wo sie bis zum Ende des Stromes bleibt.

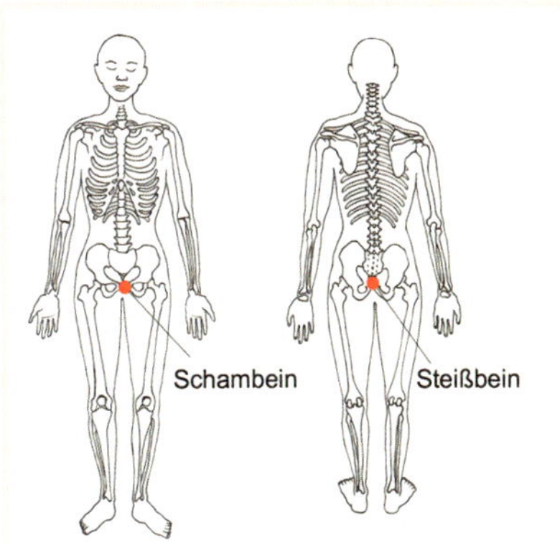


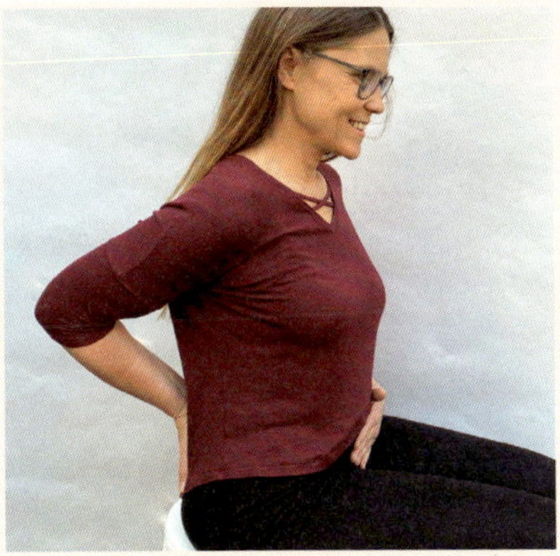

3. Schritt: Legen Sie die *linke Hand* auf das **rechte SES 14.**

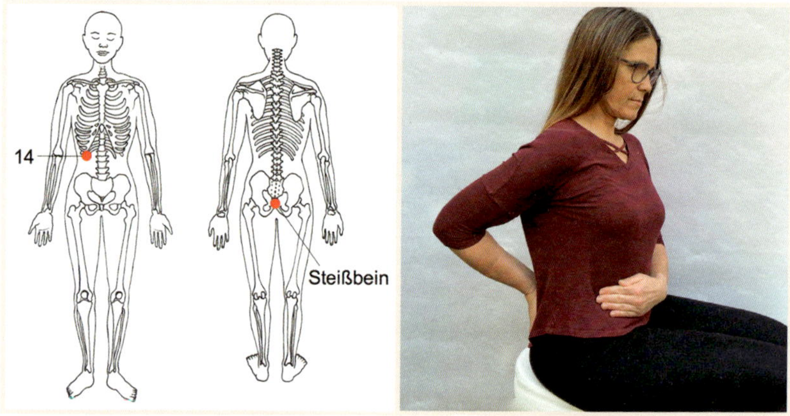


4. Schritt: Legen Sie die *linke Hand* auf das **rechte SES 13.**

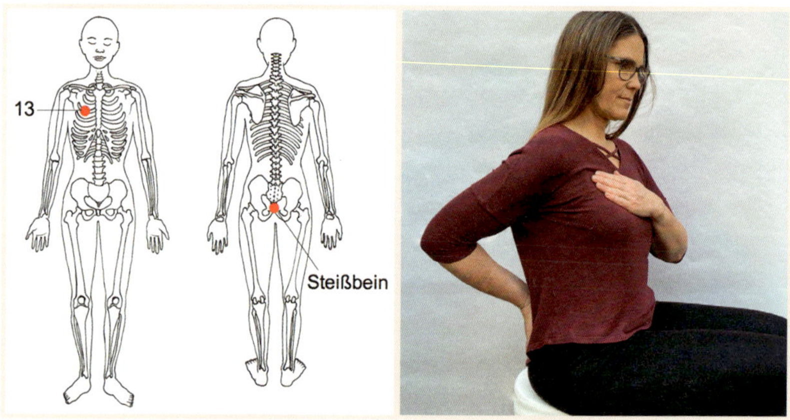

5. Schritt: Nun geht die *linke Hand* auf das **rechte SES 12.**

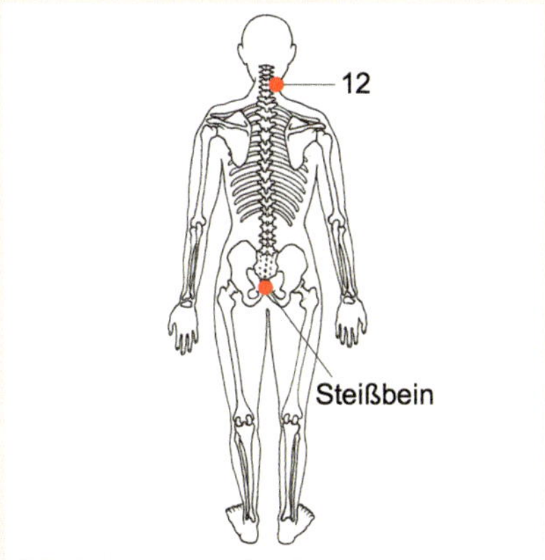


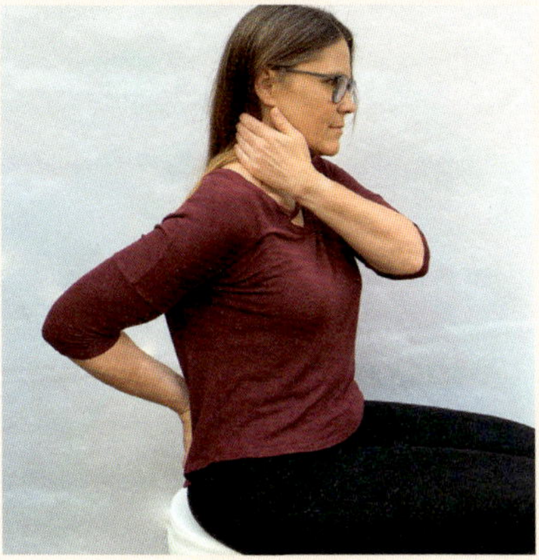

Für die rechte Körperseite machen Sie die Griffe umgekehrt:

1. Schritt: Halten Sie mit der *linken Hand* den **rechten kleinen Zeh,** und legen Sie die *rechte Hand* auf das **Schambein.**

2. Schritt: Lassen Sie die *rechte Hand* auf dem **Schambein,** während die *linke Hand* auf das **Steißbein** geht, wo sie bis zum Ende des Stromes bleibt.

3. Schritt: Legen Sie die *rechte Hand* auf das **linke SES 14.**

4. Schritt: Legen Sie die *rechte Hand* auf das **linke SES 13.**

5. Schritt: Nun geht die *rechte Hand* auf das **linke SES 12.**

Kurzgriffe: Machen Sie den ersten Schritt des Nierenstromes. Oder legen Sie eine Hand auf das **Schambein** und die ander Hand auf das **SES 15.**

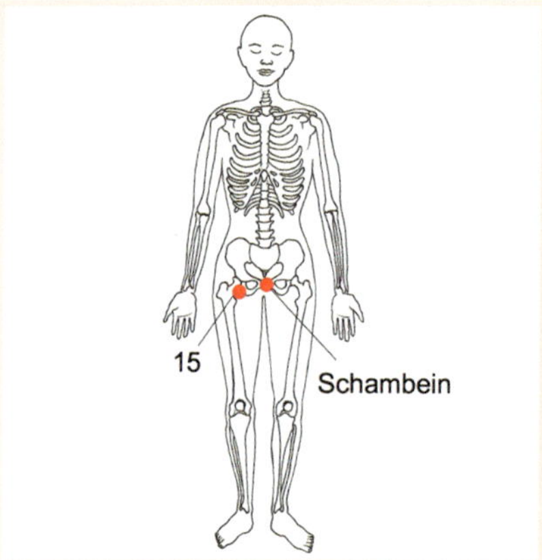


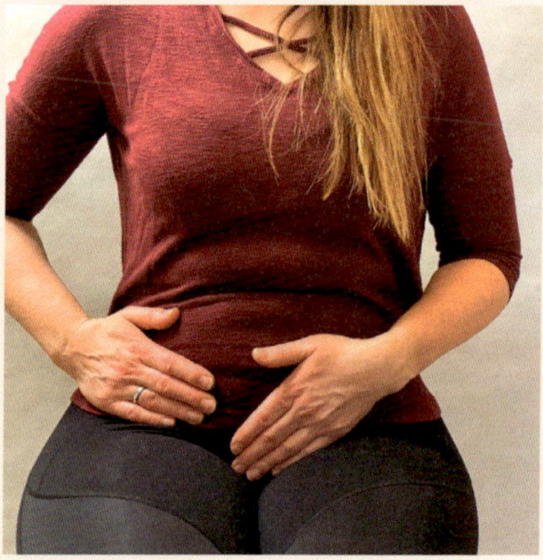

Zugehöriger Finger: Zeigefinger

## Der Blasenstrom – für Gelassenheit und Vertrauen

Der Blasenstrom stärkt das Vertrauen, gibt tiefe innere Sicherheit und Gelassenheit, löst Ängste und Panik und hilft, immer wieder ins Gleichgewicht zu kommen.

### Der Blasenstrom

- ist ein wichtiger Strom bei Ängsten und Panikattacken,
- wirkt harmonisierend und ausgleichend
- macht Probleme zu Chancen,
- hilft, wenn die Last zu groß erscheint,

- lässt uns erkennen, dass wir immer zur richtigen Zeit am richtigen Ort sind,
- hilft, im Augenblick zu leben,
- unterstützt alles, was mit der Blase zu tun hat (Blasenschwäche, Senkungsbeschwerden, Blasenentzündung),
- hilft bei unkontrolliertem Tränenfluss,
- hilft bei Ödemen (Wassereinlagerungen),
- unterstützt die Ohren (Ohrentzündungen, Tinnitus, Schwerhörigkeit),
- hilft bei Arthrose, Arthritis und rheumatischen Erkrankungen,
- unterstützt die Entgiftung und Entsäuerung,
- hilft Rücken, Nacken, Becken und Hüften
- und nimmt den Schmerz aus dem Körper.

### Für die linke Körperseite machen Sie folgende Griffe:

1. Schritt: Legen Sie die *rechte Hand* auf das **linke SES 12,** wo sie bis zum Ende des Stromes bleibt, und die *linke Hand* auf das **Steißbein.**

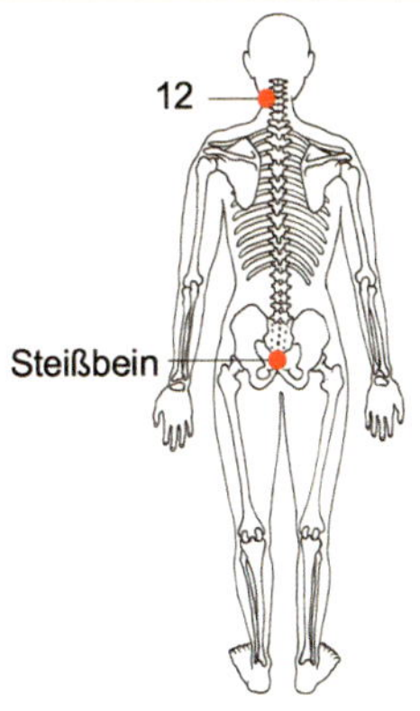


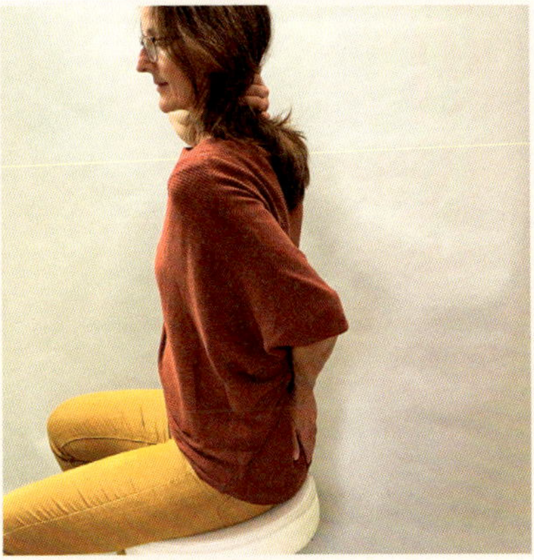

2. Schritt: Legen Sie die *linke Hand* in die **linke Kniekehle.**

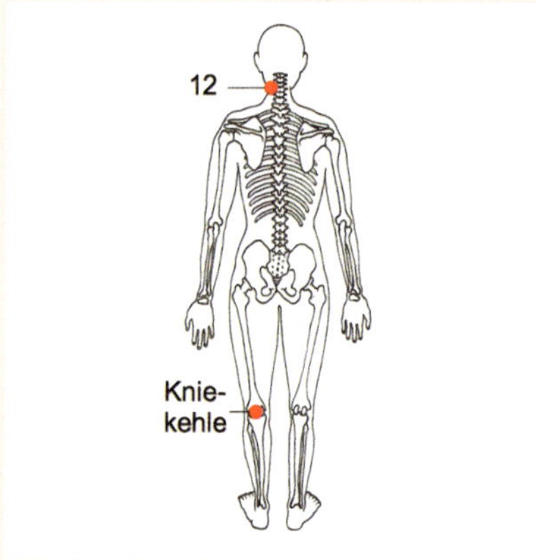


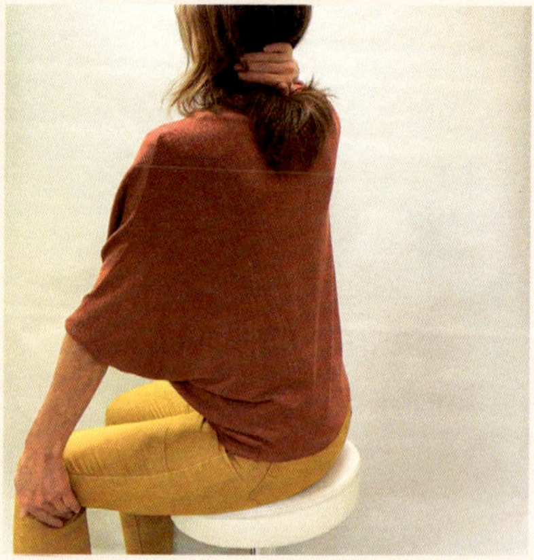

3. Schritt: Legen Sie nun die *linke Hand* auf das **linke SES 16.**

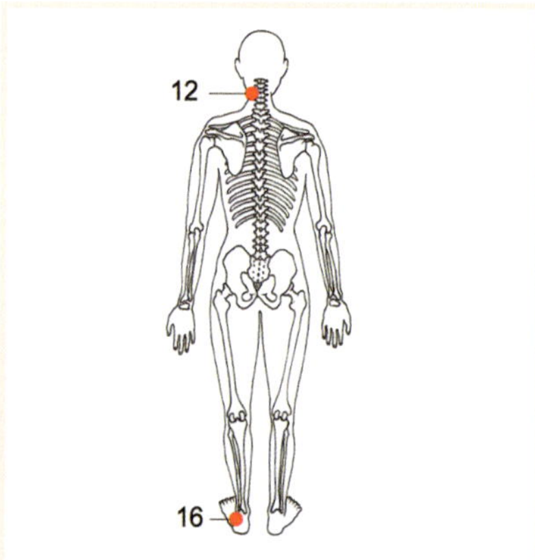


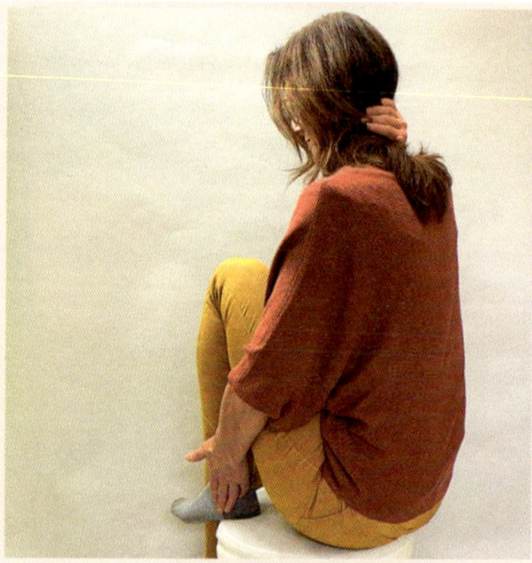

4. Schritt: Halten Sie mit der *linken Hand* den **linken kleinen Zeh.**

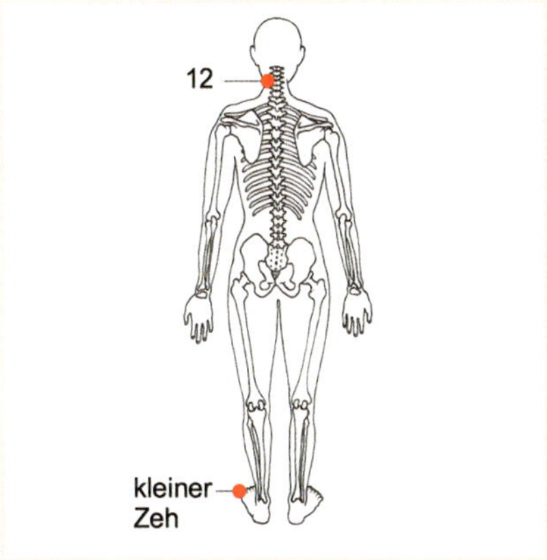


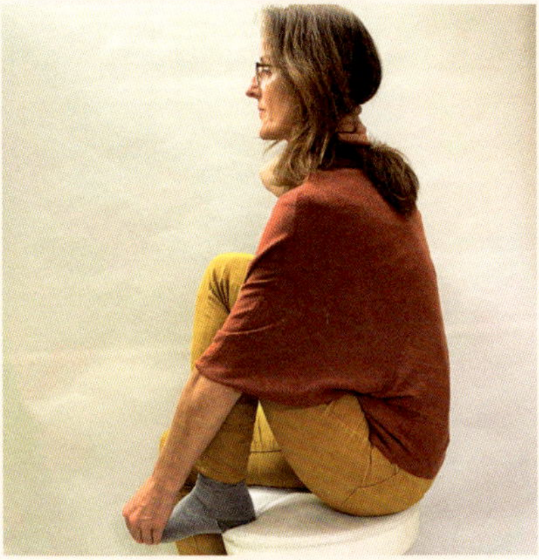

Für die rechte Körperseite machen Sie die Griffe umgekehrt:

1. Schritt: Legen Sie die *linke Hand* auf das **rechte SES 12,** wo sie bis zum Ende des Stromes bleibt, und die *rechte Hand* auf das **Steißbein.**

2. Schritt: Legen Sie die *rechte Hand* in die **rechte Kniekehle.**

3. Schritt: Legen Sie nun die *rechte Hand* auf das **rechte SES 16.**

4. Schritt: Halten Sie mit der *rechten Hand* den **rechten kleinen Zeh.**

Kurzgriffe: Machen Sie den ersten Schritt des Blasenstromes. Oder legen Sie die Hände in die **Kniekehlen.**

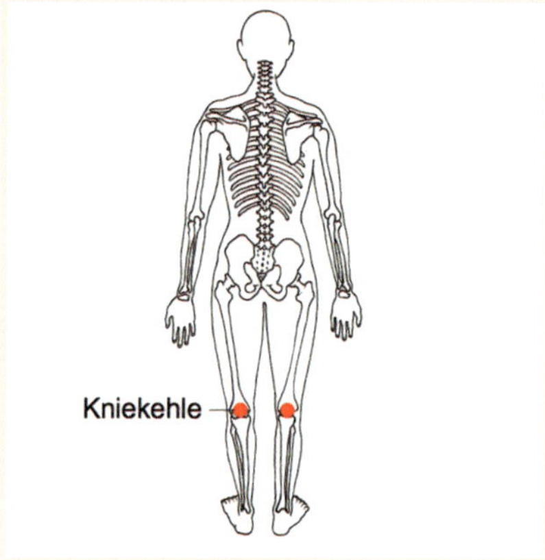


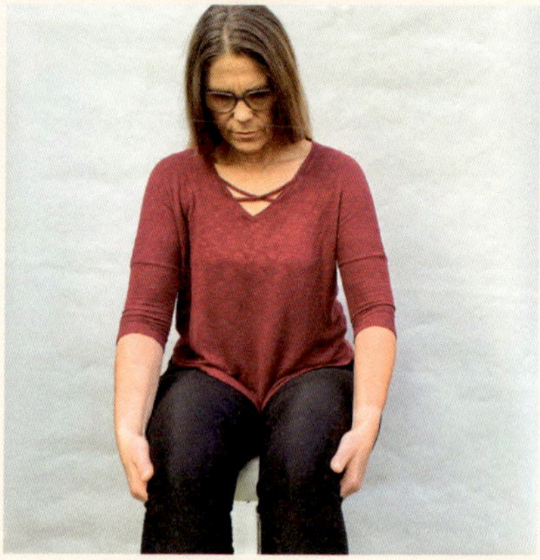

Zugehöriger Finger: Zeigefinger

## Der Leberstrom – das Ölkännchen

Der Lebestrom macht auf körperlicher und seelischer Ebene beweglich und wird daher auch das »Ölkännchen« genannt. Die Leber ist sowohl die wichtigste Entgiftungsstation unseres Körpers als auch der größte Blutspeicher. Das Blut trägt die Emotionen durch den Körper. Der Leberstrom fließt nach oben. Er unterstützt Wachstum, Entfaltung und Neubeginn. Die Leberenergie reinigt und entgiftet, nährt die Seele, verbindet uns mit unserer Intuition und hilft uns, unseren ureigenen Weg zu gehen.

### Der Leberstrom

- hilft bei Gelenk-, Muskel- und Sehnenschmerzen,
- löst Stress und fördert das Loslassen und die Entspannung,
- löst Erschöpfungszustände,
- bringt ins Gleichgewicht,
- hilft bei spröden, eingerissenen Nägeln,
- harmonisiert die Wirbelsäule,
- löst Schwerfälligkeit und Anstrengung,
- glättet die Haut,
- sorgt für einen gesunden Teint und strahlende Augen,
- ist ein wichtiger Strom für die Augen und stärkt das Sehen,
- hilft bei Allergien,
- ist hilfreich bei Migräne, Übelkeit und Lichtempfindlichkeit,
- lindert Beschwerden bei Gicht,
- reguliert den Menstruationsfluss,
- harmonisiert Stimmungsschwankungen,
- hilft bei Knoten und Zysten in der Brust,
- lindert Verdauungsbeschwerden,
- löst Schwindel
- und harmonisiert Ärger, Wut, Frustration und Depressionen.

Für die linke Körperseite machen Sie folgende Griffe:

1. Schritt: Legen Sie die *rechte Hand* auf das **rechte SES 22** und die *linke Hand* auf das **linke SES 4,** wo sie bis zum fünften Schritt des Stromes bleibt.

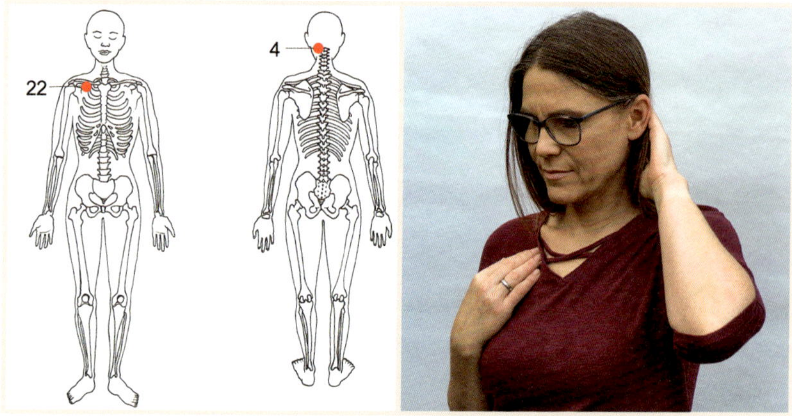


2. Schritt: Legen Sie die *rechte Hand* auf das **rechte SES 14.**

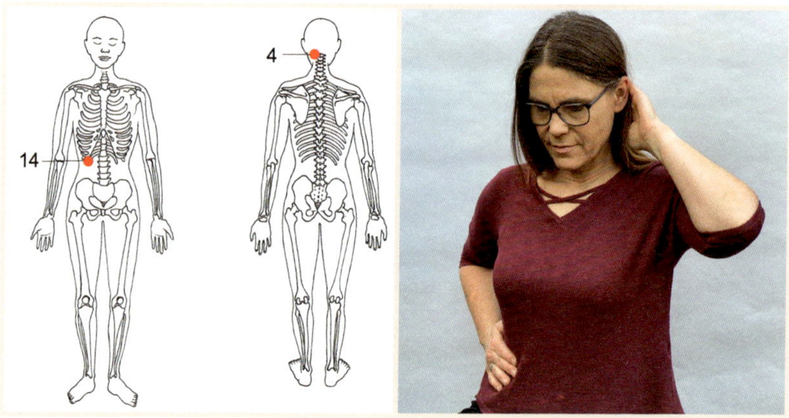

3. Schritt: Die *rechte Hand* geht auf das **linke hohe SES 1.**

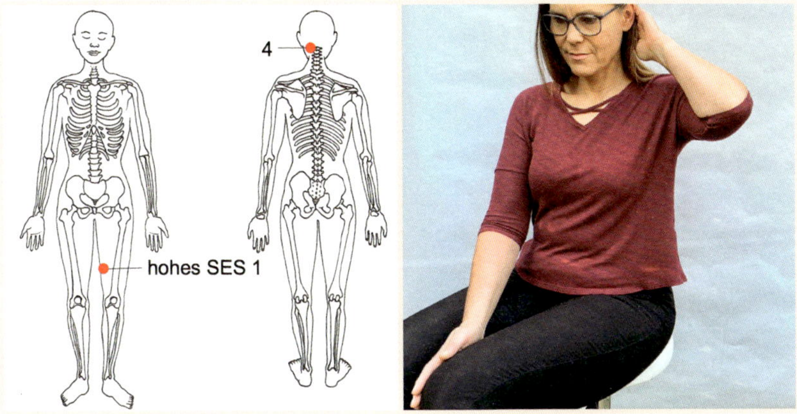


4. Schritt: Nun geht die *rechte Hand* auf das **linke SES 5.**

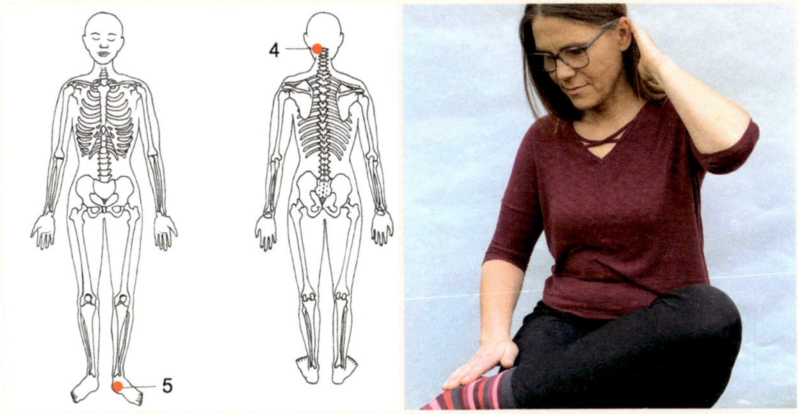

5. Schritt: Legen Sie die *rechte Hand* auf das **linke SES 18.**

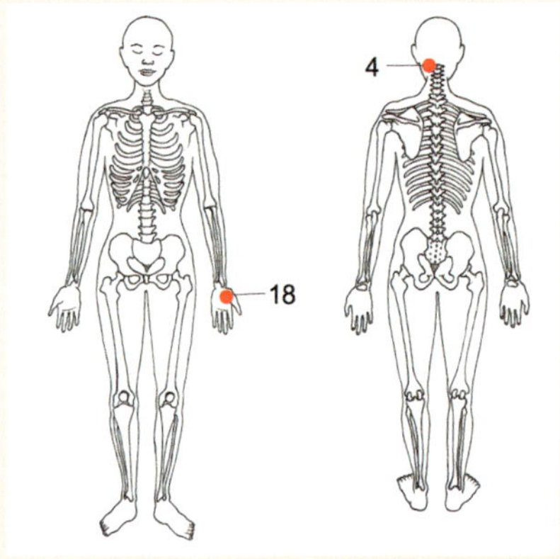


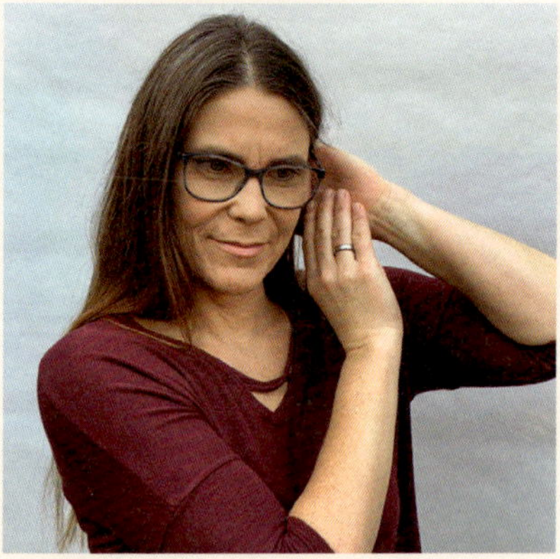

6. Schritt: Lassen Sie die *rechte Hand* auf dem **linken SES 18,** während die *linke Hand* auf das **rechte SES 4** geht.

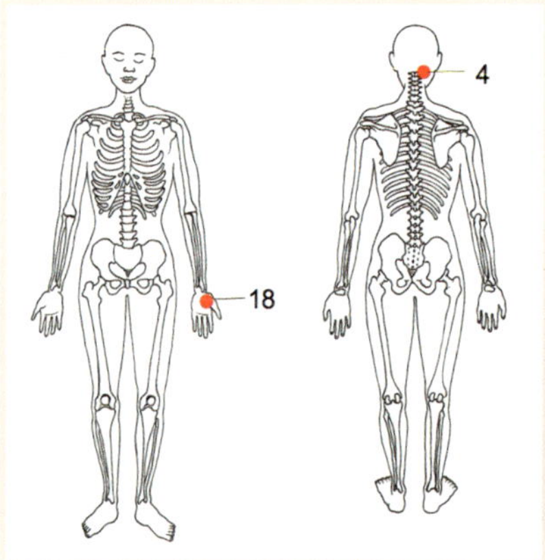


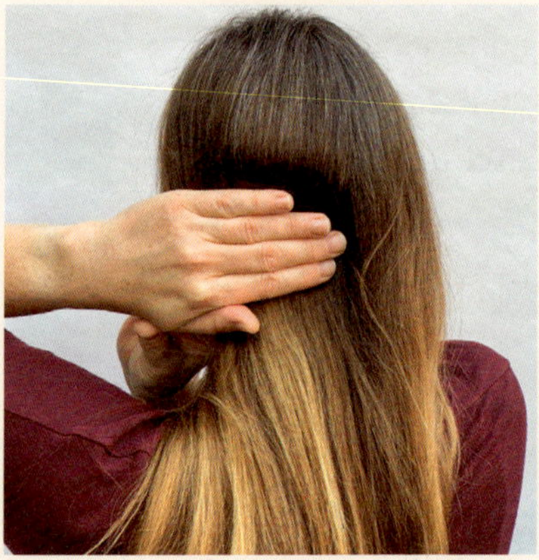

Für die rechte Körperseite machen Sie die Griffe umgekehrt:

1. Schritt: Legen Sie die *linke Hand* auf das **linke SES 22** und die *rechte Hand* auf das **rechte SES 4,** wo sie bis zum fünften Schritt des Stromes bleibt.

2. Schritt: Legen Sie die *linke Hand* auf das **linke SES 14.**

3. Schritt: Die *linke Hand* geht auf das **rechte hohe SES 1.**

4. Schritt: Nun geht die *linke Hand* auf das **rechte SES 5.**

5. Schritt: Legen Sie die *linke Hand* auf das **rechte SES 18.**

6. Schritt: Lassen Sie die *linke Hand* auf dem **rechten SES 18,** während die *rechte Hand* auf das **linke SES 4** geht.

Kurzgriff: Machen Sie den ersten Schritt des Leberstromes.
Zugehöriger Finger: Mittelfinger

## Der Gallenblasenstrom – der Zugang zum inneren Wissen

Durch den Gallenblasenstrom erhalten wir Zugang zu unserer Intuition, dem Wissen, das tief in uns liegt. Er löst verhärtete, festgefahrene Gefühle und Glaubensmuster, bringt neue Ideen und gibt frische Energie.

### Der Gallenblasenstrom

- harmonisiert das Denken,
- hilft, klare Entscheidungen zu treffen und bei sich selbst zu bleiben,
- löst extremes Kontrollbedürfnis,
- hilft bei Aggression, Frustration und Depressionen,
- löst Lethargie und Antriebslosigkeit,
- hilft Menschen, die vieles beginnen, aber nicht zu Ende bringen,
- unterstützt bei Hochsensibilität und Überempfindlichkeit,
- stärkt Brustkorb, Hüften und Becken,

- lindert Beschwerden bei Bandscheibenvorfällen zwischen dem 4. und 5. Lendenwirbel, bei Hexenschuss und Ischias,
- stärkt Nacken, Schultern und Kopf (auch bei Verspannungen und Migräne),
- unterstützt die Gelenke,
- hilft bei Arthrose und Arthritis,
- lindert Verdauungsbeschwerden, Blähungen, Aufstoßen und Völlegefühl,
- hilft bei Gallensteinen,
- hilft bei Mundtrockenheit und bitterem Geschmack im Mund,
- ist hilfreich bei Fettunverträglichkeit,
- hilft bei Albträumen,
- lindert Frösteln
- und unterstützt die Augen und die geistige Klarheit.

Für die linke Körperseite machen Sie folgende Griffe:

1. Schritt: Legen Sie die *rechte Hand* auf das **rechte SES 20** und die *linke Hand* auf das **linke SES 12,** wo sie bis zum Ende des Stromes bleibt.

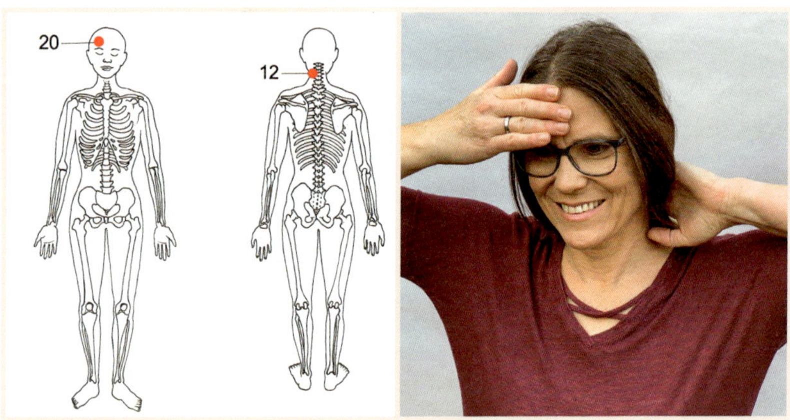

2. Schritt: Legen Sie die *rechte Hand* auf das **Steißbein.**

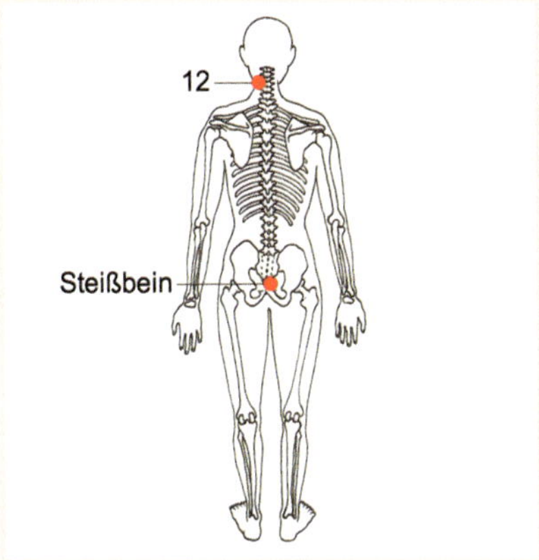


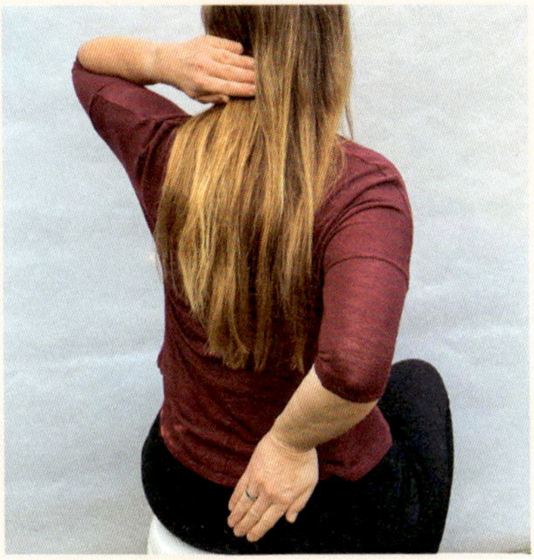

3. Schritt: Legen Sie die *rechte Hand* auf das **rechte SES 16.**

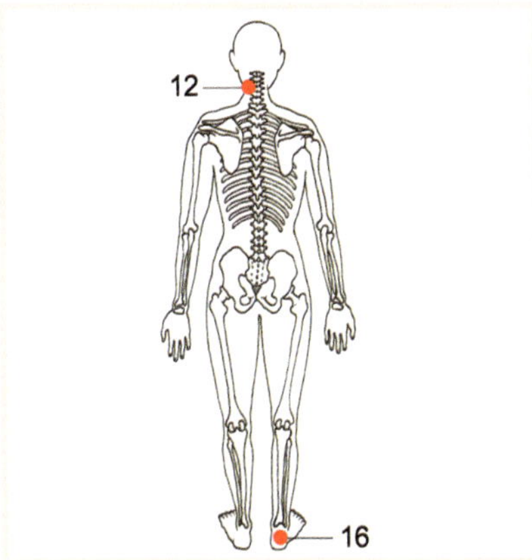


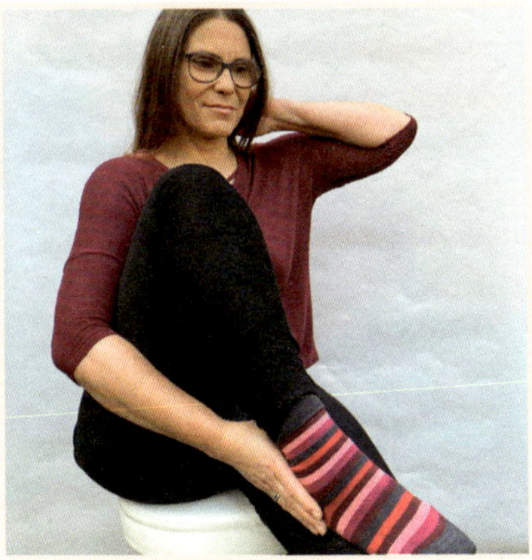

4. Schritt: Die *rechte Hand* geht auf das **rechte SES 14.**

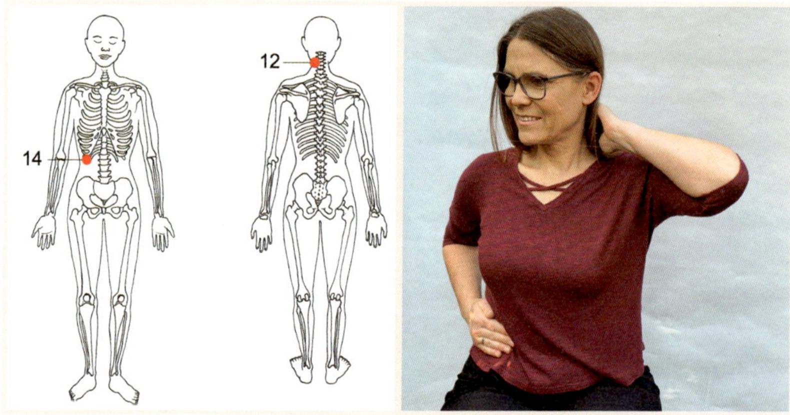


5. Schritt: Nun geht die *rechte Hand* auf das **linke SES 14.**

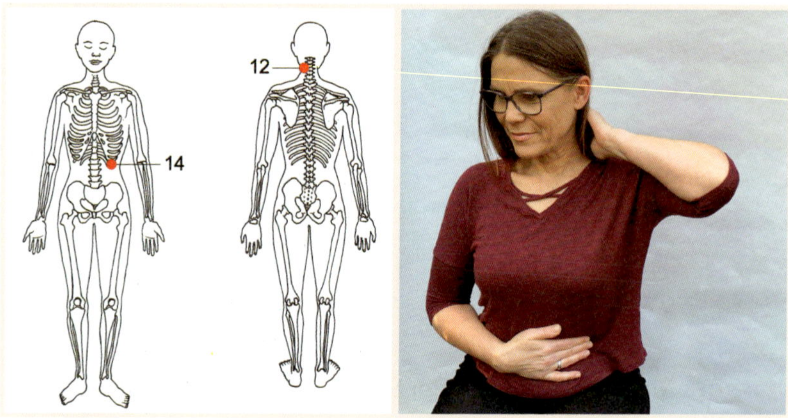

6. Schritt: Legen Sie die *rechte Hand* auf das **linke SES 22.**

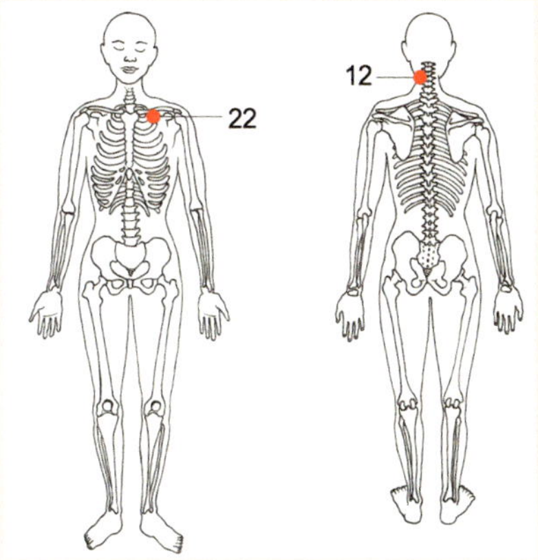


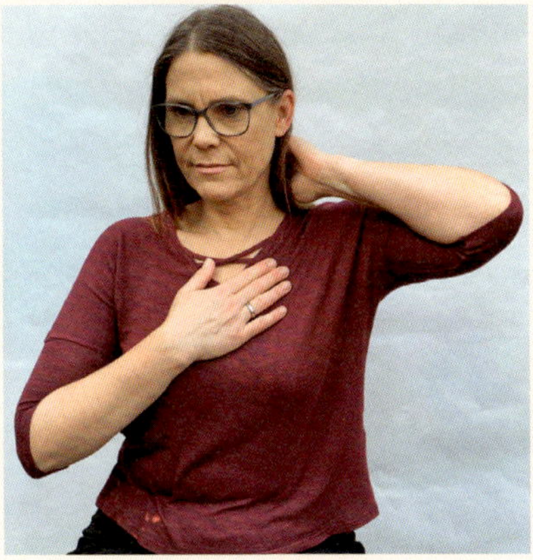

Für die rechte Körperseite machen Sie die Griffe umgekehrt:

1. Schritt: Legen Sie die *linke Hand* auf das **linke SES 20** und die *rechte Hand* auf das **rechte SES 12,** wo sie bis zum Ende des Stromes bleibt.

2. Schritt: Legen Sie die *linke Hand* auf das **Steißbein.**

3. Schritt: Legen Sie die *linke Hand* auf das **linke SES 16.**

4. Schritt: Die *linke Hand* geht auf das **linke SES 14.**

5. Schritt: Nun geht die *linke Hand* auf das **rechte SES 14.**

6. Schritt: Legen Sie die *linke Hand* auf das **rechte SES 22.**

Kurzgriff: Machen Sie den ersten Schritt des Gallenblasenstromes.

Zugehöriger Finger: Mittelfinger

# THEMEN UND SYMPTOME in den Wechseljahren von A–Z

In diesem Kapitel möchte ich auf die häufigsten Themen und Symptome in den Wechseljahren eingehen und Ihnen zeigen, welche Ströme und Griffe bei diesen hilfreich sind. Bei manchen Themen und Symptomen gibt es zahlreiche Möglichkeiten des Strömens. Auch hier gilt: Folgen Sie bei der Auswahl Ihrer Intuition. Wenden Sie das an, was Ihnen guttut und was mühelos ist.

## Ängste

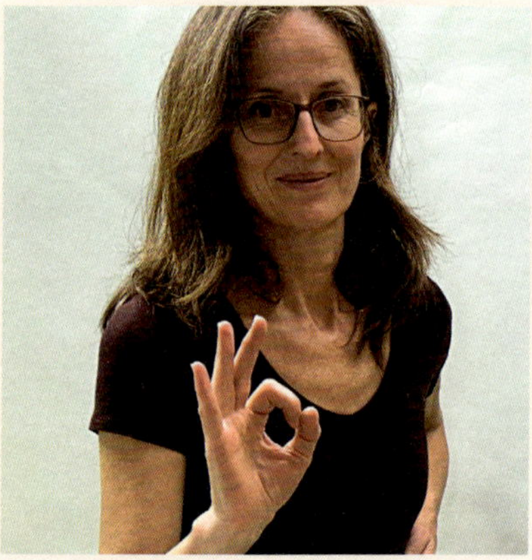

Der Notfallfinger bei Ängsten ist der **Zeigefinger** (S. 56). Sie können auch einen **Ring aus Daumen und Zeigefinger bilden,** indem Sie die Daumenspitze auf den Zeigefingernagel legen.

Ein wichtiger Strom bei Ängsten ist der **Zentralstrom** (S. 68). Er bringt Sie wieder in Ihre Mitte und schenkt Ihnen tiefes Vertrauen. Die **große Umarmung** (S. 50) wirkt beruhigend und kann Ängste auflösen. Auch der **Blasenstrom** (S. 106), der **Nierenstrom** (S. 102), der **Milzstrom** (S. 79), der **Nabelstrom** (S. 89) und der **Zwerchfellstrom** (S. 98) sind hilfreich bei diesem Thema. Das **SES 4** (S. 23), auch »Fenster zum Himmel« genannt, bringt Urvertrauen. Das **SES 12** (S. 33) hilft Ihnen, sich im Einklang zu fühlen mit Ihrem Ursprung, der Lebensquelle, dem Göttlichen, und es löst Ängste.
Weitere wichtige Energieschlösser sind das **SES 21, SES 22** und **SES 23.** Sie können sie folgendermaßen kombinieren:

### Für die linke Körperseite machen Sie folgende Griffe:

1. Schritt: Legen Sie die *rechte Hand* auf das **linke SES 21** und die *linke Hand* auf das **linke SES 23.**

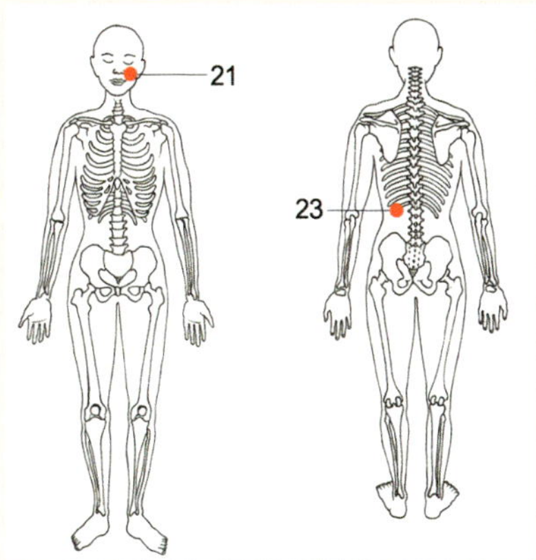


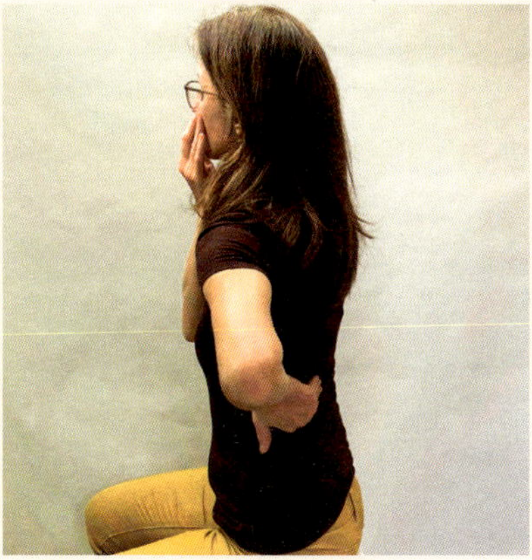

2. Schritt: Lassen Sie die *linke Hand* auf dem **linken SES 23,** während die *rechte Hand* auf das **linke SES 22** geht.

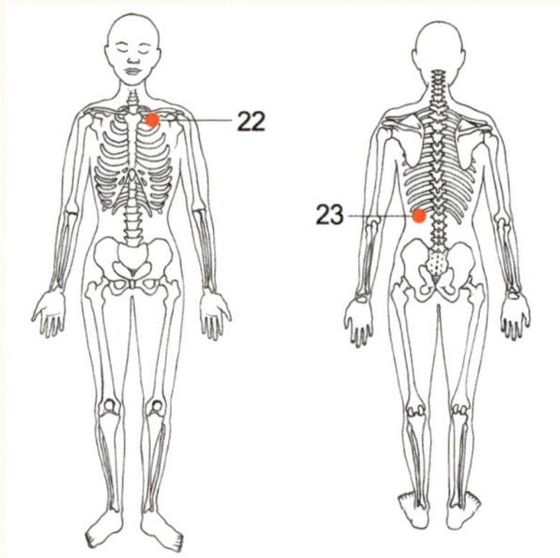


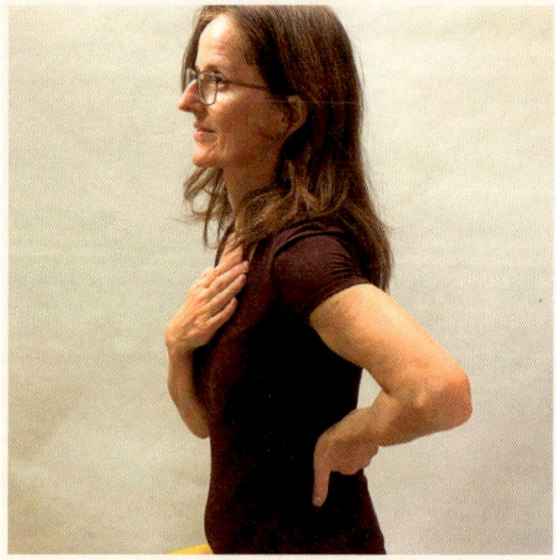

Für die rechte Körperseite machen Sie die Griffe umgekehrt:

1. Schritt: Legen Sie die *linke Hand* auf das **rechte SES 21** und die *rechte Hand* auf das **rechte SES 23.**

2. Schritt: Lassen Sie die *rechte Hand* auf dem **rechten SES 23,** während die *linke Hand* auf das **rechte SES 22** geht.

Oder legen Sie eine Hand in den **Nacken** und die andere Hand auf das **Steißbein.**

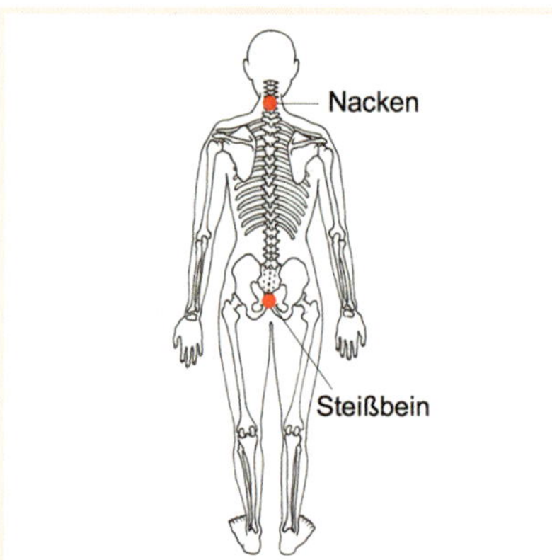


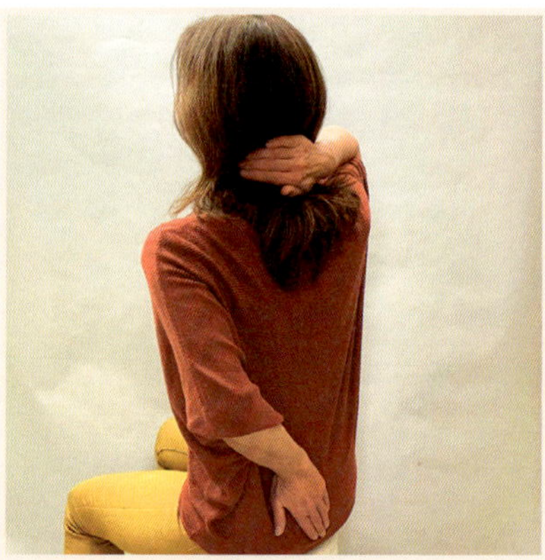

## Augenprobleme: Trockenheit, Entzündungen, schwankende Sehstärke

Machen Sie folgende Griffe für das linke Auge:

1. Schritt: Legen Sie die *linke Hand* auf das **linke SES 20** und die *rechte Hand* auf das **rechte SES 4,** wo sie bis zum Ende des Stromes bleibt.

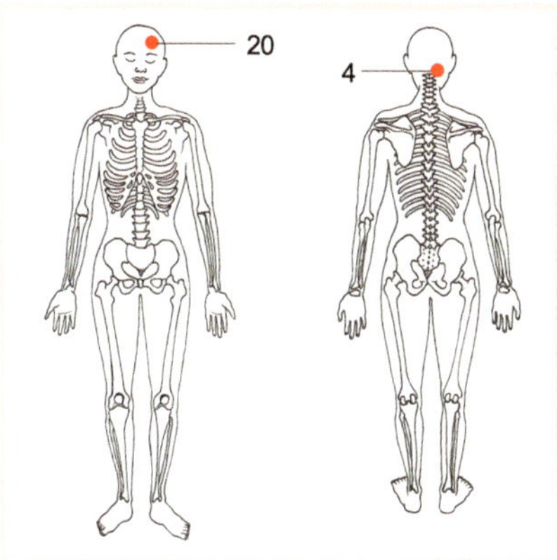


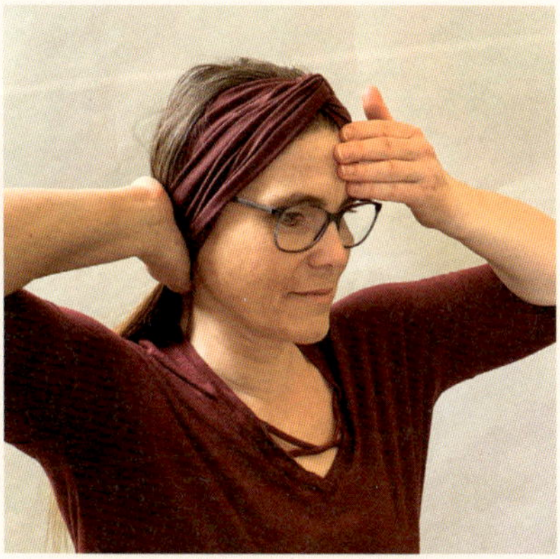

2. Schritt: Legen Sie die *linke Hand* auf das **linke SES 21.**

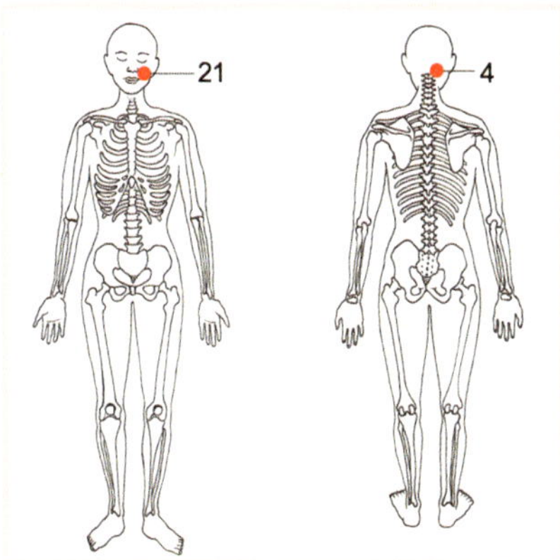


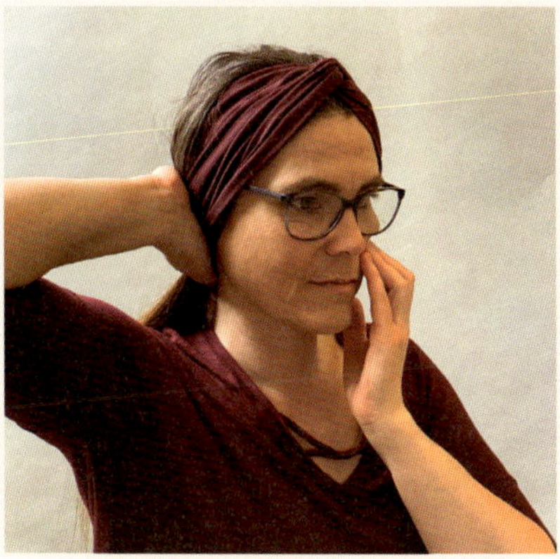

3. Schritt: Legen Sie dann die *linke Hand* auf das **linke SES 22.**

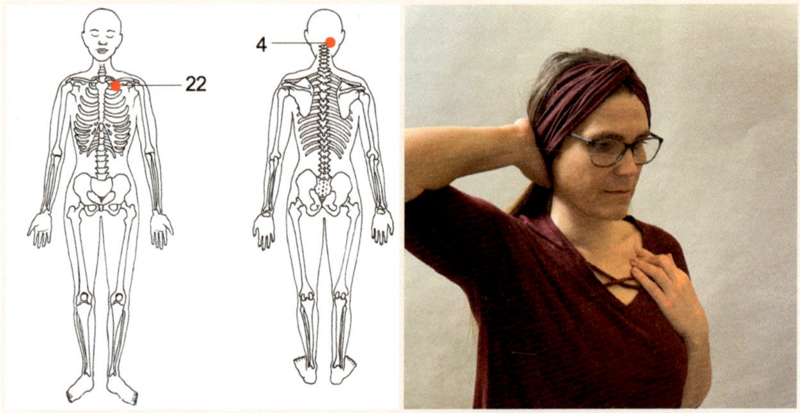


Machen Sie folgende Griffe für das rechte Auge:

1. Schritt: Legen Sie die *rechte Hand* auf das **rechte SES 20** und die *linke Hand* auf das **linke SES 4,** wo sie bis zum Ende des Stromes bleibt.

2. Schritt: Legen Sie die *rechte Hand* auf das **rechte SES 21.**

3. Schritt: Legen Sie dann die *rechte Hand* auf das **rechte SES 22.**

Kurzgriff: Legen Sie eine Hand auf **beide SES 20** und die andere Hand auf **beide SES 4.**

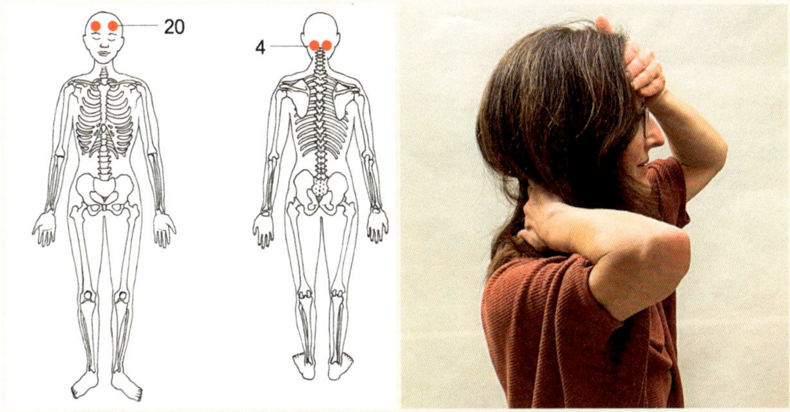


Oder legen Sie eine Hand in die **Achselhöhle** und die andere Hand auf das **hohe SES 19** der anderen Körperseite.

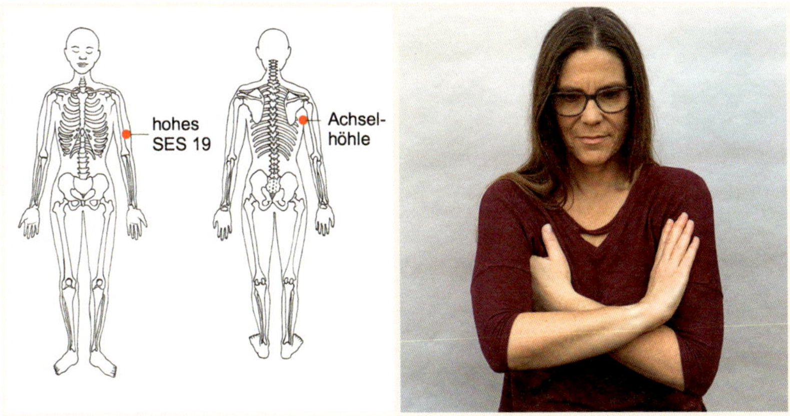


Auch der **Leberstrom** (S. 110), der **Gallenblasenstrom** (S. 115), der **Nabelstrom** (S. 89) und der **Zwerchfellstrom** (S. 98) stärken und harmonisieren die Augen.

## Blasenschwäche

Machen Sie den **Blasenstrom** (S. 106) oder den entsprechenden Kurzgriff. Sie können auch die Hände in die **Kniekehlen** legen.

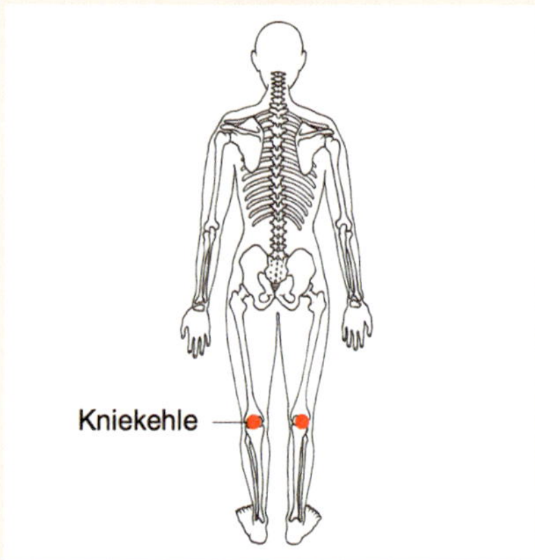


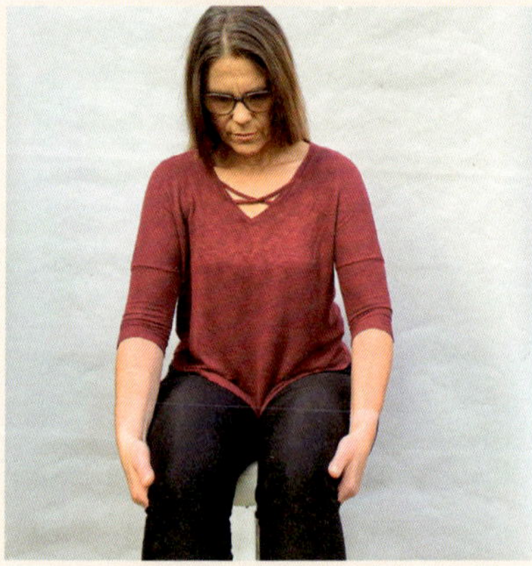

## Brüchige Fingernägel

Machen Sie den **Nierenstrom** (S. 102) oder den **Leberstrom** (S. 110).

## Brustbeschwerden

Viele Frauen klagen in den Wechseljahren über hormonell bedingte Schmerzen in der Brust. Sie empfinden ein Ziehen, ein Spannungs- oder Hitzegefühl, die Brüste sind geschwollen oder die Brustwarzen sehr empfindlich.
Sehr hilfreich sind hier der **Milzstrom** (S. 79), der **Leberstrom** (S. 110) und die **große Umarmung** (S. 50).

Oder legen Sie eine Hand auf der Körperseite der schmerzenden Brust in die **Achselhöhle,** wobei der Daumen auf dem **SES 13** liegt, und die andere Hand auf das **Schambein.**

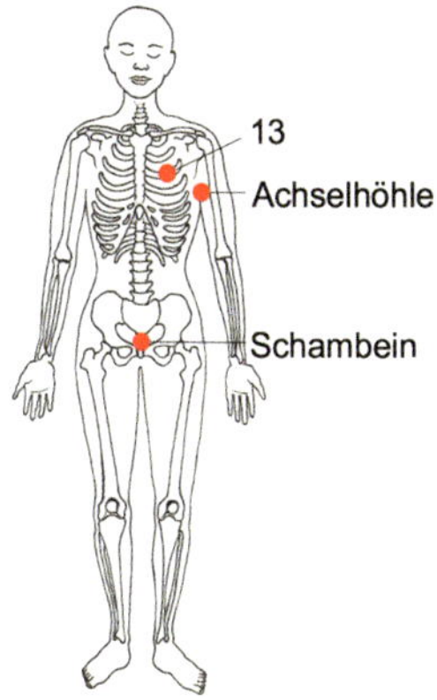


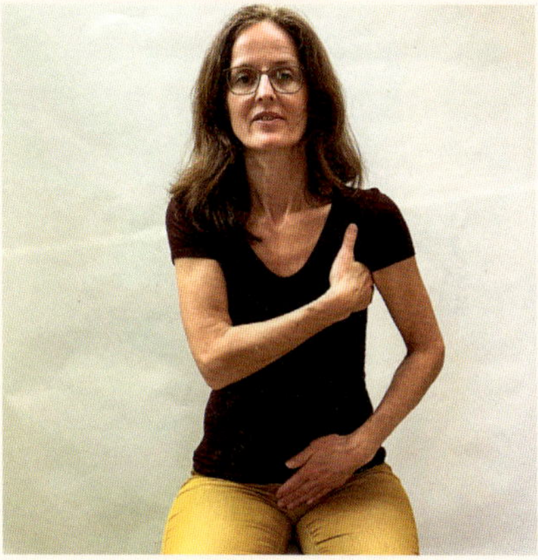

Sie können auch **beide SES 13** (S. 33) halten.

Oder legen Sie eine Hand auf **beide SES 4** und die andere Hand erst auf das eine, dann auf das andere **SES 13.**

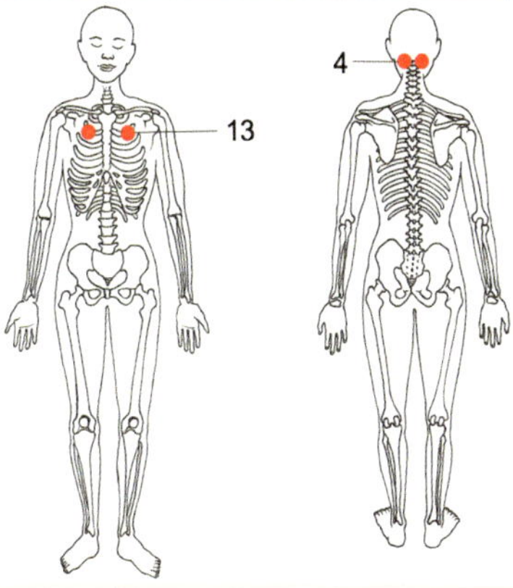


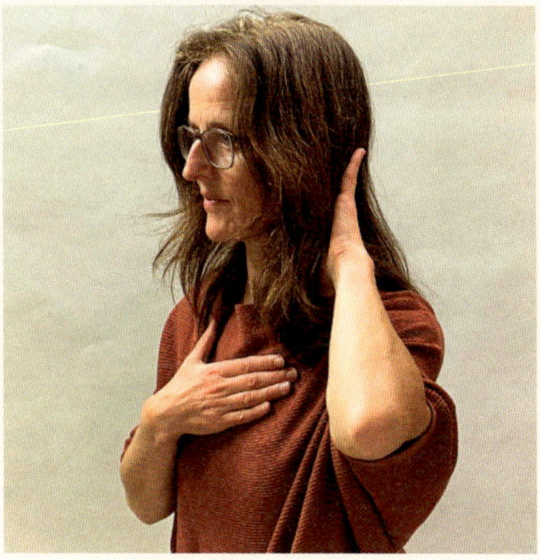

## Depressionen

Depressive Verstimmungen, Reizbarkeit, Antriebslosigkeit und mangelnde Lebensfreude sind typische Begleiterscheinungen der Wechseljahre.
Wenn es Ihnen bereits morgens schwerfällt, aus dem Bett zu kommen, können Sie noch im Liegen den **Zentralstrom** (S. 68) machen. Dieser schenkt Energie für den ganzen Tag und ist überhaupt ein guter Helfer in allen Lebenslagen. Der **Milzstrom** (S. 79), die »persönliche Sonnenbank«, streichelt die Seele und verleiht Ihnen Lebensmut und -freude. Der **Nabelstrom** (S. 89), der »Regent der Nacht«, lässt Sie das Licht wieder sehen.

Folgende Griffe dienen Ihnen als schnelle Hilfe: Legen Sie eine Hand auf **beide SES 20** und die andere Hand auf das **SES 19.** Wechseln Sie dann die Hände, um das SES 19 der anderen Körperseite zu strömen.

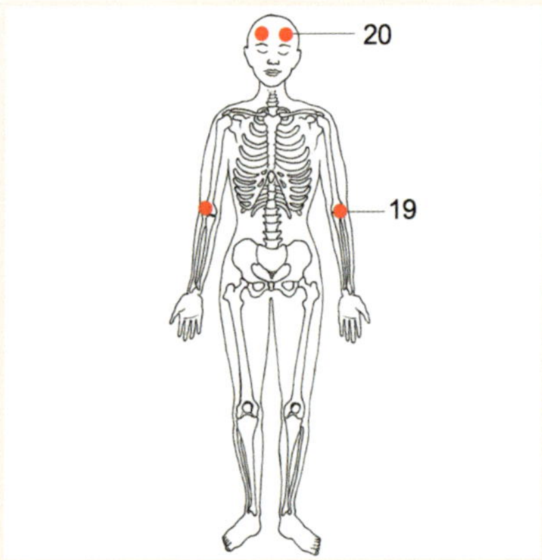


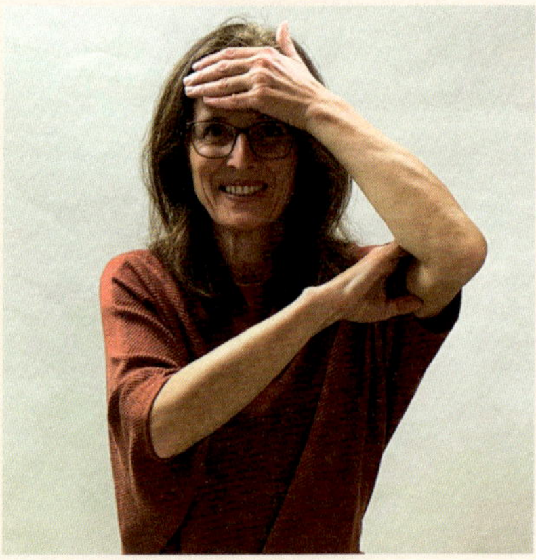

Auch die **Vermittlerströme** (S. 76), der **Zwerchfellstrom** (S. 98), der **Nierenstrom** (S. 102) und der **Gallenblasenstrom** (S. 115) haben eine positive Wirkung auf unsere emotionale Befindlichkeit. Schauen Sie einfach, welcher Strom am besten zu Ihnen in Ihrer momentanen Situation passt. Praktizieren Sie auch immer wieder die **große Umarmung** (S. 50).

Wenn Sie sich wie gelähmt fühlen, so gar nicht in die Gänge kommen oder die Welt nur wie durch einen Schleier wahrnehmen, halten Sie **beide SES 1** – SES 1 ist der Urbeweger, der Sie wieder in Bewegung bringt.

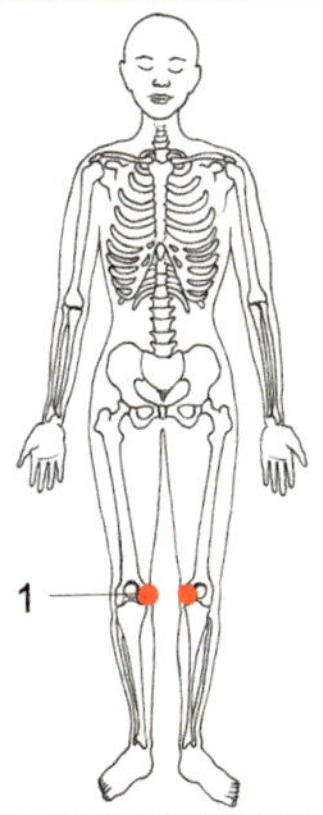


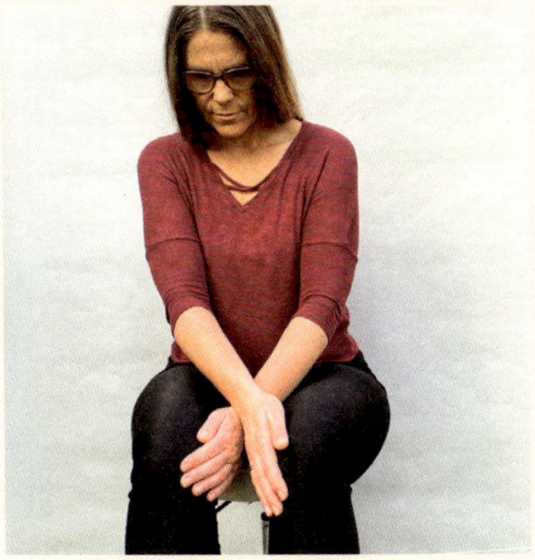

Oder legen Sie die *rechte Hand* auf das **linke SES 11,** und bilden Sie einen **Ring mit linkem Daumen und Zeigefinger,** indem Sie die Daumenspitze auf den Zeigefingernagel legen.

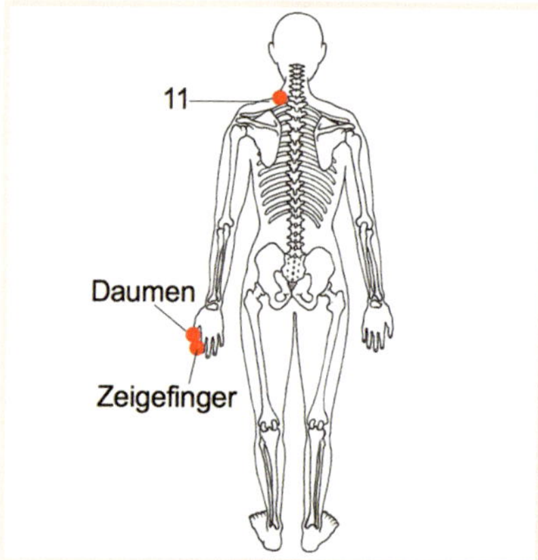


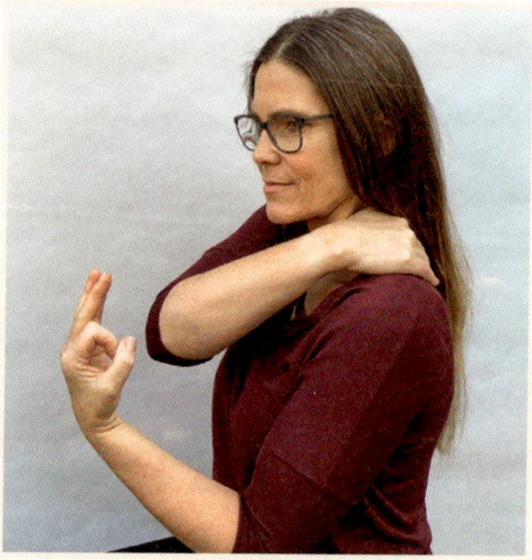

Um wieder Freude und Leichtigkeit ins Leben zu bringen, legen Sie immer wieder die Hände in die Leisten auf **beide SES 15.**

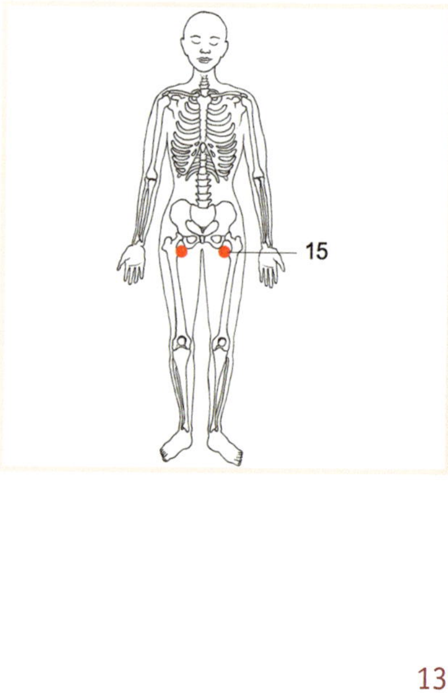


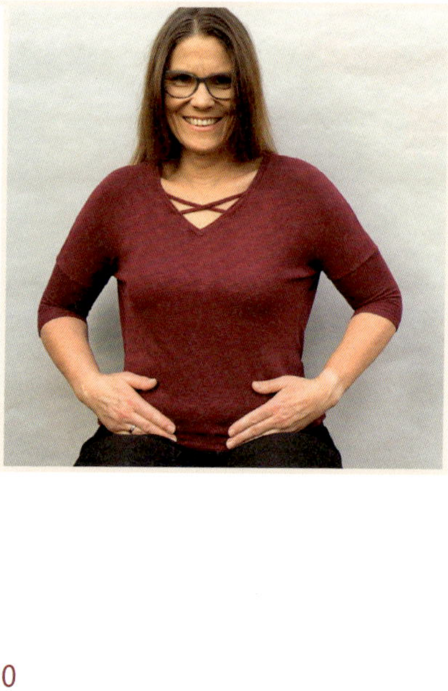

Das SES 4 wird auch das »Fenster zum Himmel« genannt. Es lässt das Licht und den Leben spendenden Atem herein. Das SES 12 schenkt tiefes Vertrauen und hilft Ihnen, sich wieder im Einklang mit der kosmischen Liebe zu fühlen. Das SES 20 schenkt Ihnen neue Energie und einen klaren Blick. Sie können diese Energieschlösser folgendermaßen kombinieren: Legen Sie eine Hand in den Nacken auf **beide SES 4** und **beide SES 12** und die andere Hand auf die Stirn auf **beide SES 20.**

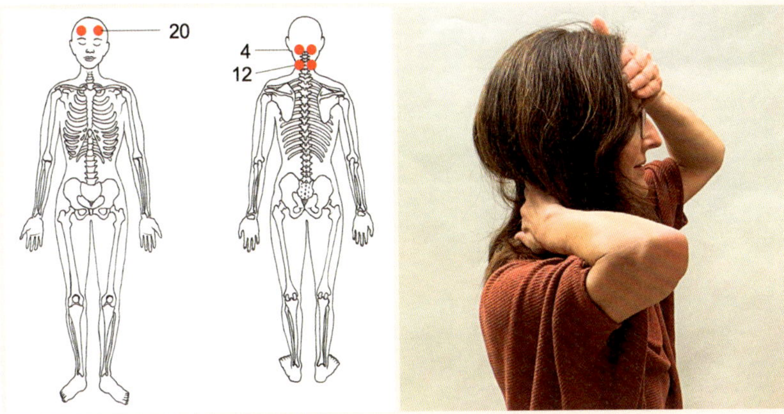

Um wieder vertrauensvoll in die Zukunft zu blicken, legen Sie den *rechten Daumen* auf die **Innenseite** und die *anderen rechten Finger* auf die **Rückseite des linken kleinen Fingers und Ringfingers.**

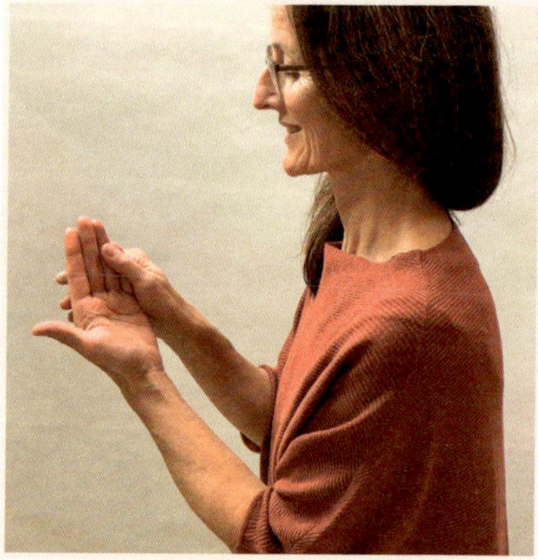

Und umgekehrt: Legen Sie den *linken Daumen* auf die **Innenseite** und die *anderen linken Finger* auf die **Rückseite des rechten kleinen Fingers und Ringfingers.**

Zur Wiederherstellung des Urvertrauens bilden Sie einen **Ring mit Daumen und Mittelfinger,** indem Sie die Daumenspitze auf den Mittelfingernagel legen. Dann schieben Sie den *anderen Daumen* **zwischen die beiden ringbildenden Finger.**

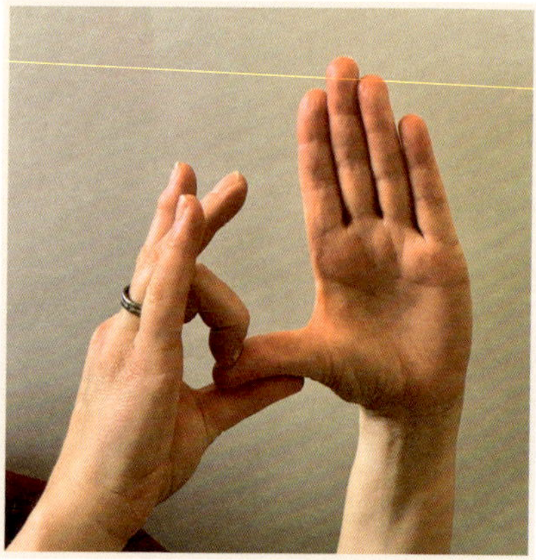

## Erschöpfung, Nervosität

Halten Sie immer wieder das **SES 17** am Handgelenk – erst das eine, dann das andere. Dieses Energieschloss löst Erschöpfung und Zittrigkeit, harmonisiert den Kreislauf und den Blutdruck und entspannt Verstand und Nerven.

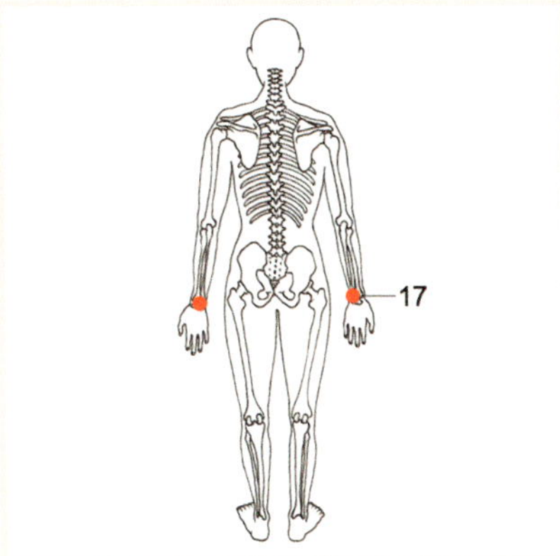


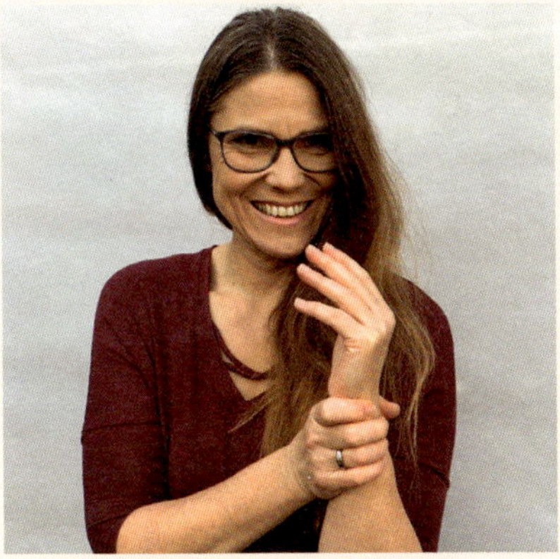

Halten Sie das **SES 2** und das **SES 1,** und fühlen Sie, wie neue Lebenskraft in Ihren Körper strömt.

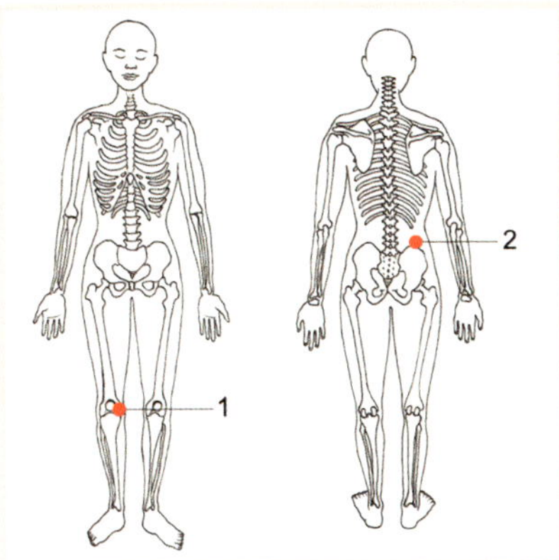


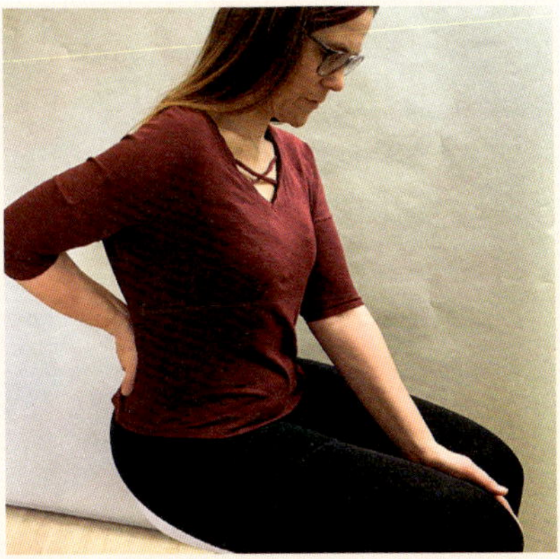

Strömen Sie immer wieder **beide SES 25** (S. 48), indem Sie sich auf die Hände setzen, und machen Sie den **Milzstrom** (S. 79), den **Zentralstrom** (S. 68) oder den **Leberstrom** (S. 110).

Um Ihre Mitte zu stärken, legen Sie eine Hand auf das **SES 14** und die andere Hand auf das **SES 23.**

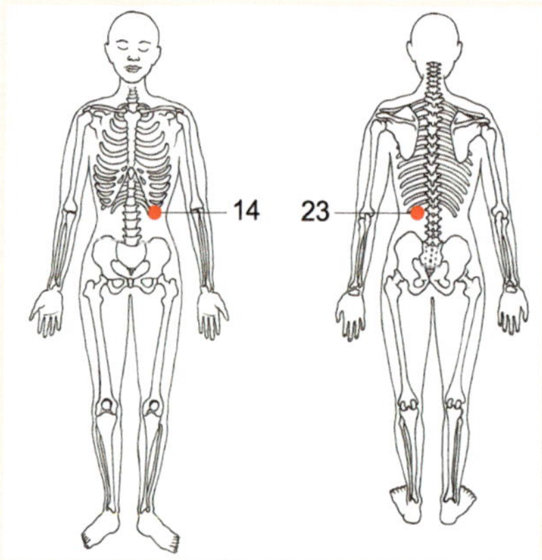


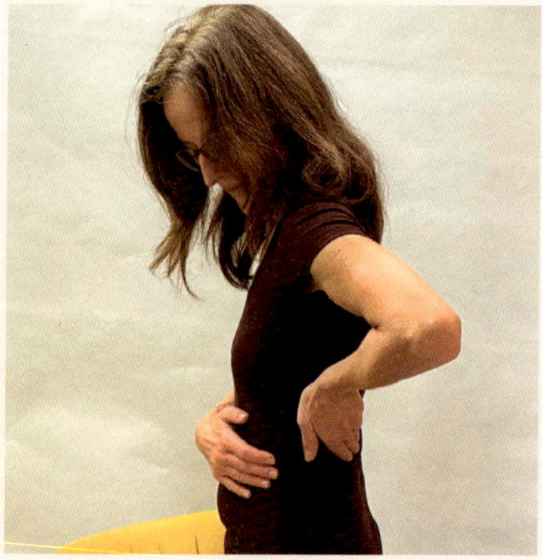

Auch das **SES 19** (S. 39) unterstützt Sie, wieder in Ihre innere Kraft und Autorität zu kommen.

## Gedächtnisschwäche

Um Ihr Gedächtnis zu stärken, strömen Sie **beide SES 25,** indem Sie sich auf die Hände setzen.

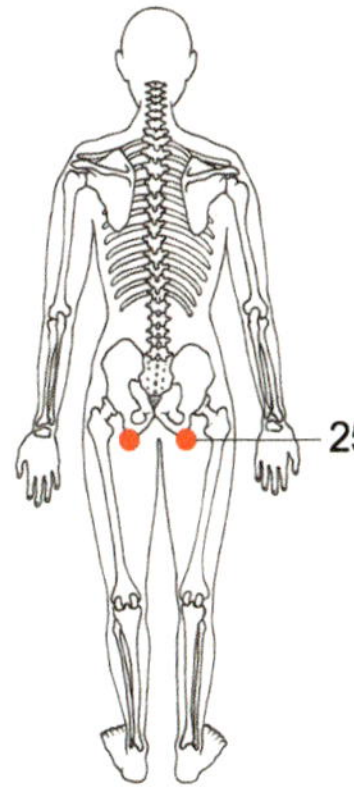


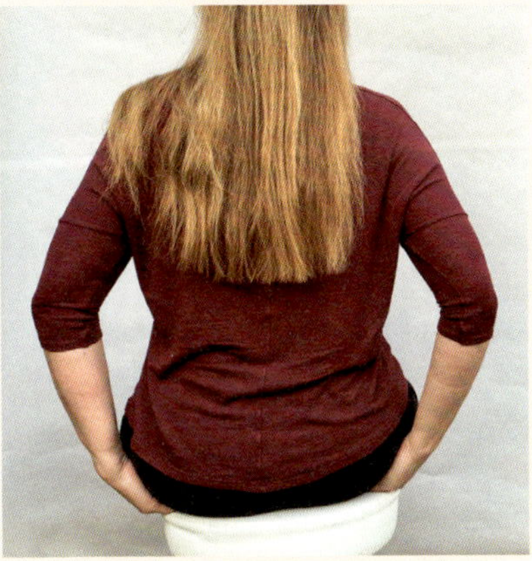

Legen Sie eine Hand auf den **Kopf** und die andere Hand auf die **Stirn.**

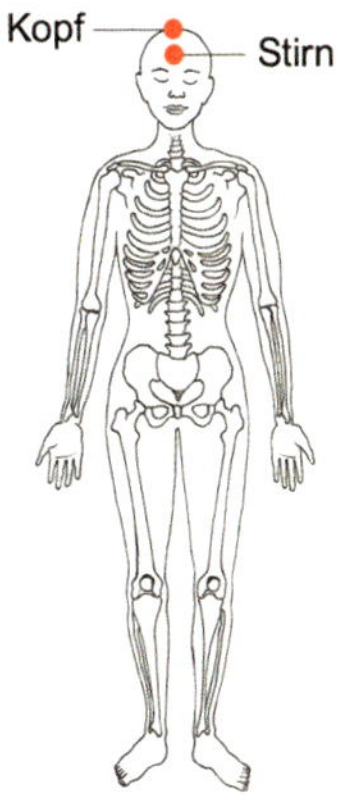


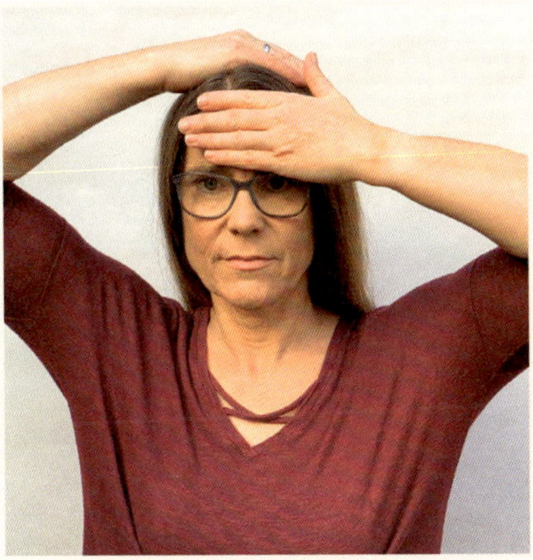

Oder legen Sie eine Hand auf die Stirn auf **beide SES 20** und die andere Hand in den Nacken auf **beide SES 4.**

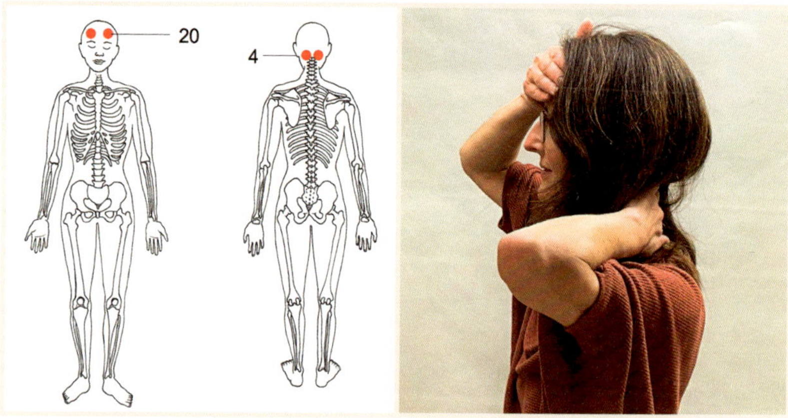


Auch der **Magenstrom** (S. 83) unterstützt die Gedächtnisfunktion.

## Gelenkschmerzen

Für alles, was mit den Gelenken zu tun hat, halten Sie den **Mittelfinger** (S. 57). Auch der **Gallenblasenstrom** (S. 115) und der **Leberstrom** (S. 110) harmonisieren die Gelenke.

Um Schmerzen zu lindern, halten Sie mit der einen Hand das **SES 5** und das **SES 16,** und legen Sie die andere Hand auf das **SES 3.**

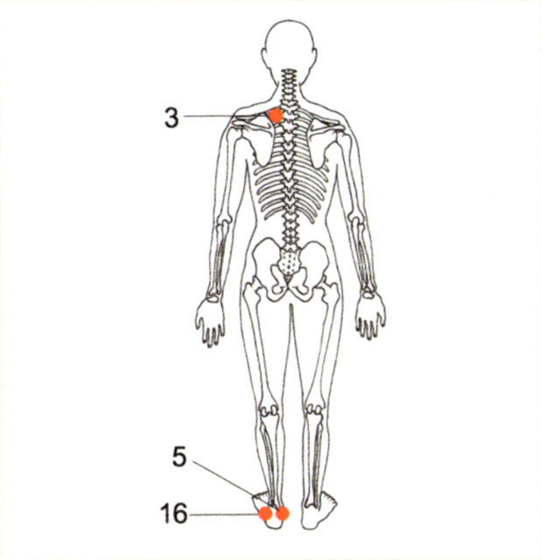


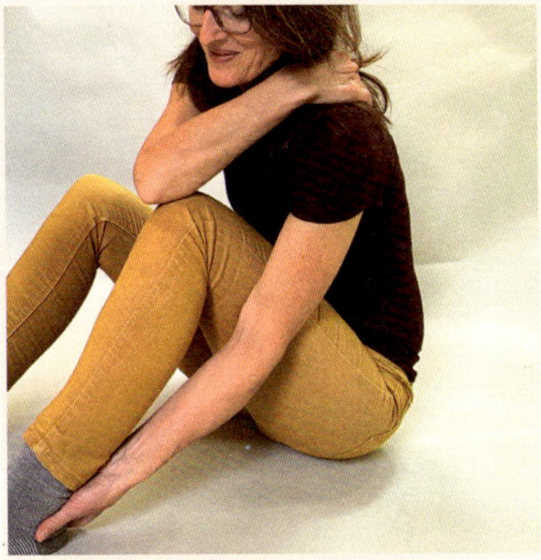

Um Abnutzungen vorzubeugen, halten Sie das **SES 13** und das **SES 17.**

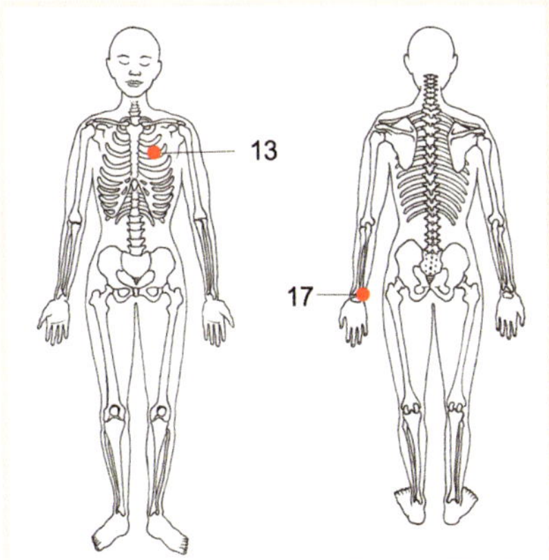


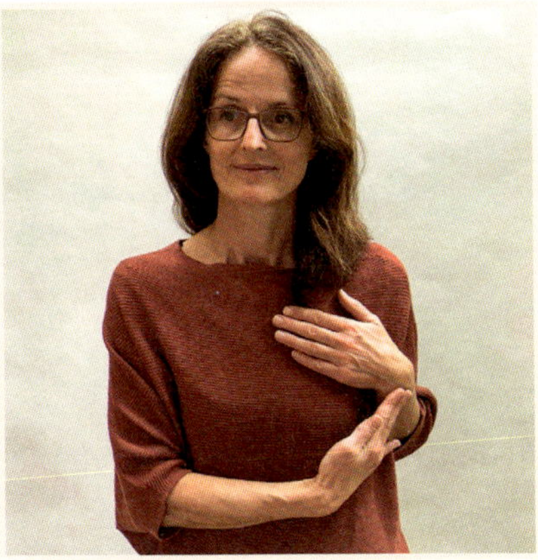

Das SES 1 bringt Bewegung und Beweglichkeit, Sie können also auch immer wieder **beide SES 1** (S. 20) halten.

Oder strömen Sie das **SES 1** zusammen mit dem **SES 19** der anderen Körperseite.

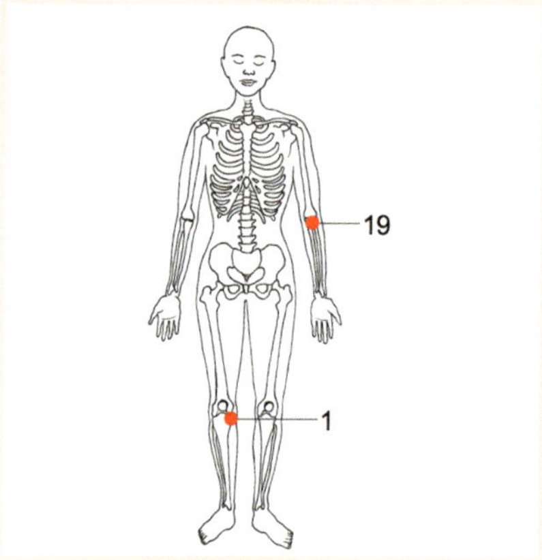


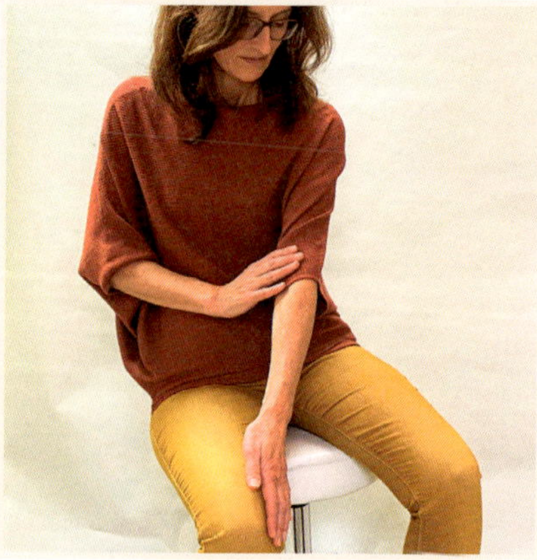

## Gewichtszunahme

Um die Regulierung des Körpergewichtes zu unterstützen, legen Sie eine Hand auf das **SES 21** und die andere Hand auf das **SES 23** der anderen Körperseite.

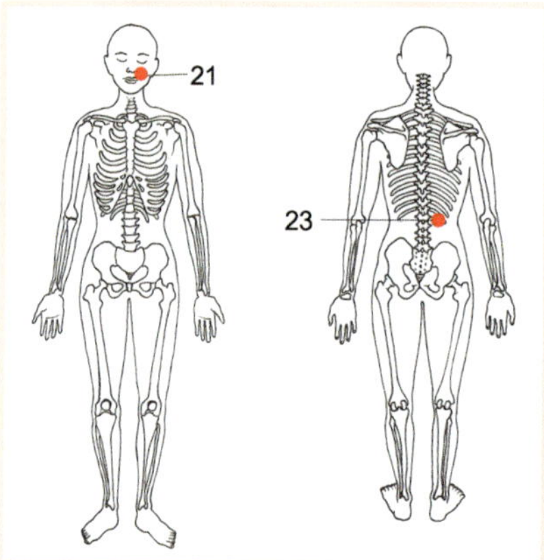


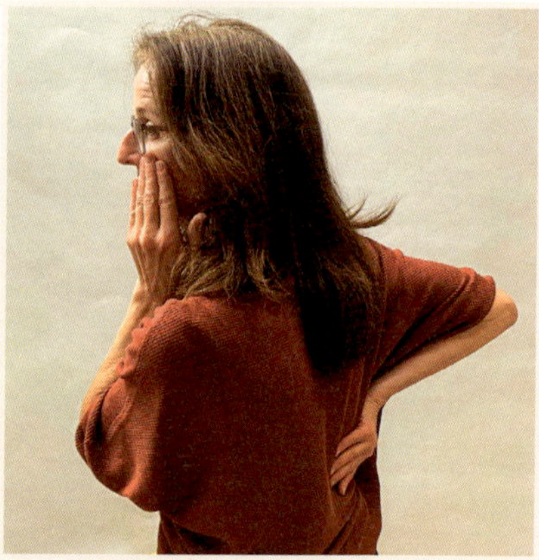

Der **Magenstrom** (S. 83) und der **Milzstrom** (S. 79) unterstützen die Regulierung des Körpergewichtes und harmonisieren den Appetit. Das **SES 25** unterstützt den Stoffwechsel. Strömen Sie daher immer wieder beide Energieschlösser, indem Sie sich auf die Hände setzen.

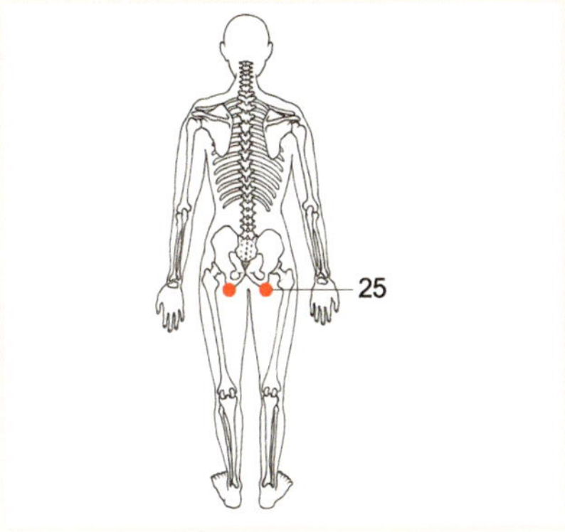


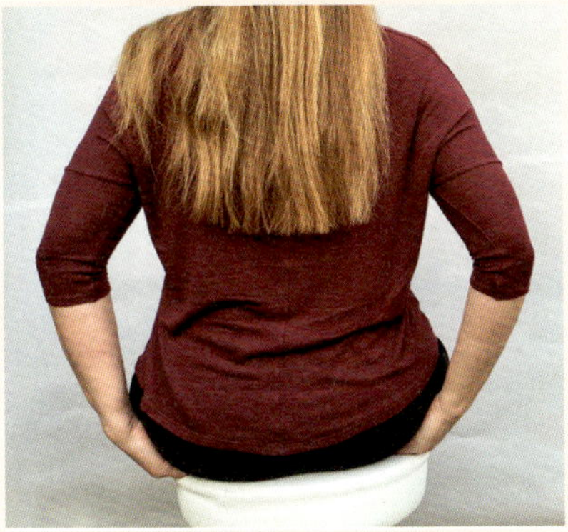

## Gleichgewichtsstörungen

Das **SES 6** und das **SES 17** unterstützen das Gleichgewicht. Sie können diese Energieschlösser einzeln oder zusammen halten.

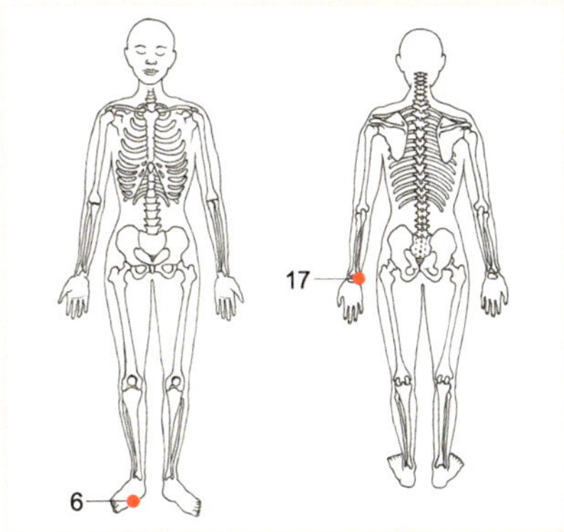


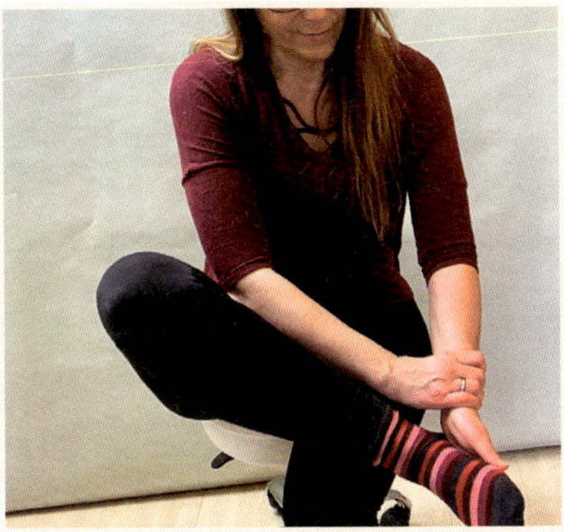

Oder legen Sie eine Hand in den Nacken auf **beide SES 12** und die andere Hand auf das **SES 11** – erst auf der einen, dann auf der anderen Körperseite.

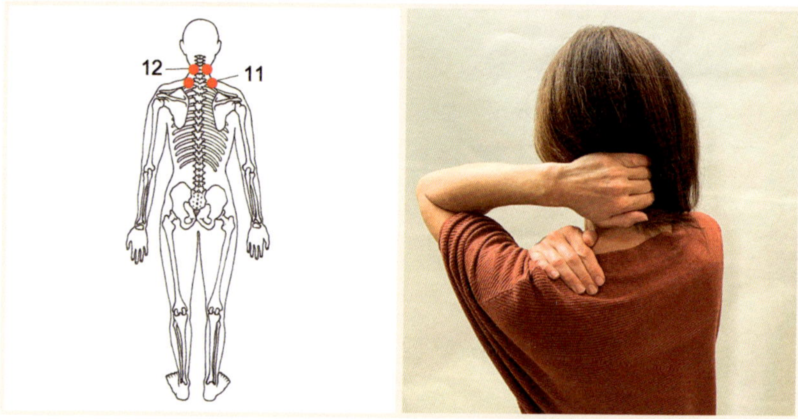


Auch das **SES 19** (S. 39), der **Nierenstrom** (S. 102) und der **Leberstrom** (S. 110) harmonisieren den Gleichgewichtssinn.

## Haarausfall, »Damenbart«

Der **Magenstrom** (S. 83) und der **Nierenstrom** (S. 102) unterstützen den Haarwuchs.

Sie können auch das **SES 22** zusammen mit dem **SES 14** der anderen Körperseite halten.

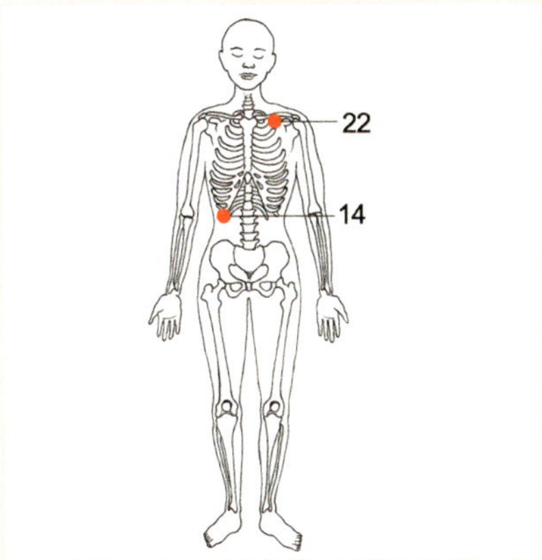


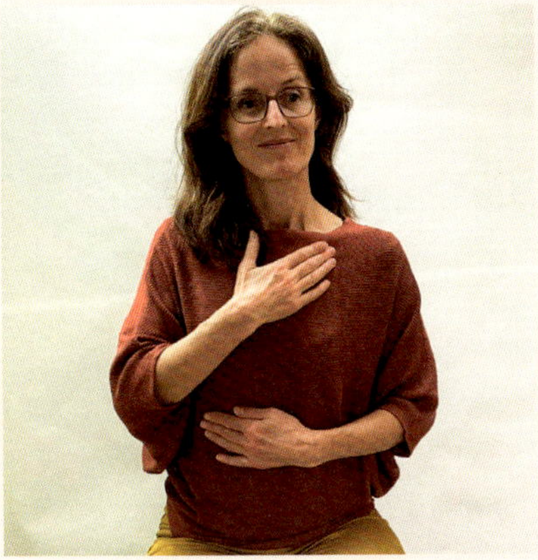

Oder legen Sie eine Hand auf das **SES 11,** und strömen Sie mit der anderen Hand das **SES 17.**

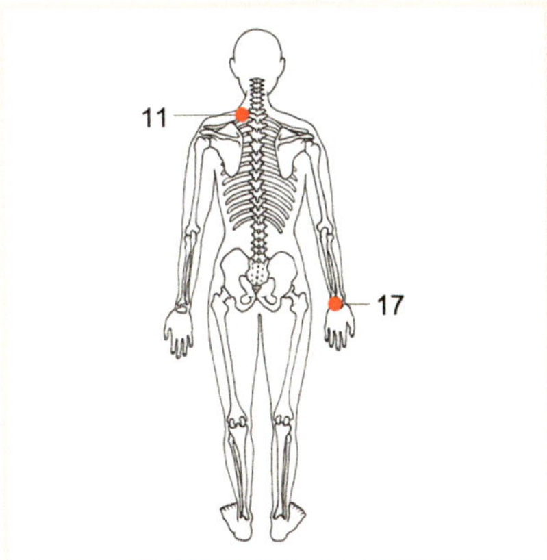


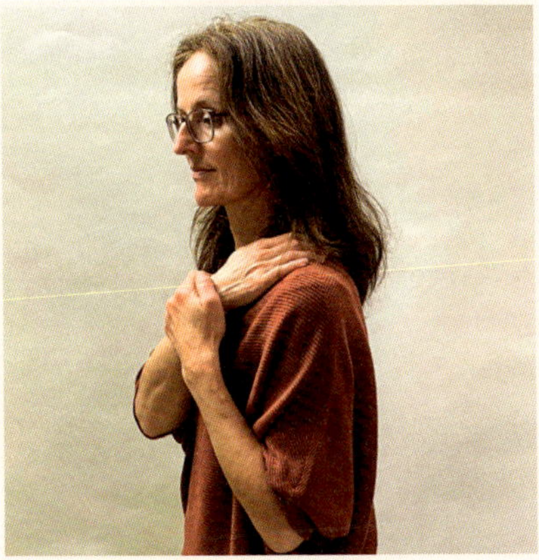

Bei übermäßigem Haarwuchs im Gesicht halten Sie die **Waden.**

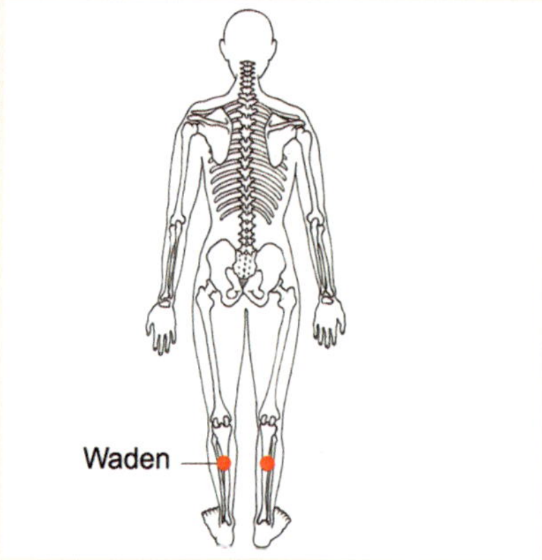


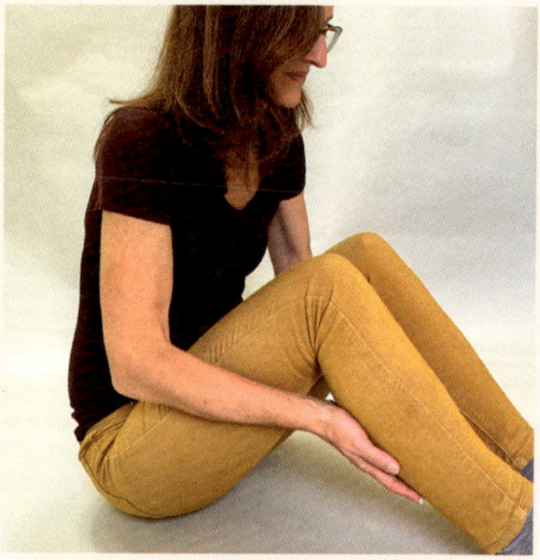

## Hautprobleme

Der **Magenstrom** (S. 83) und der **Milzstrom** (S. 79) bringen die Haut ins Gleichgewicht. Auch die **Wade** (siehe oben) gilt als Hautspezialist. Folgender Griff harmonisiert ebenfalls die Haut: Halten Sie das **SES 14** und das **SES 22.**

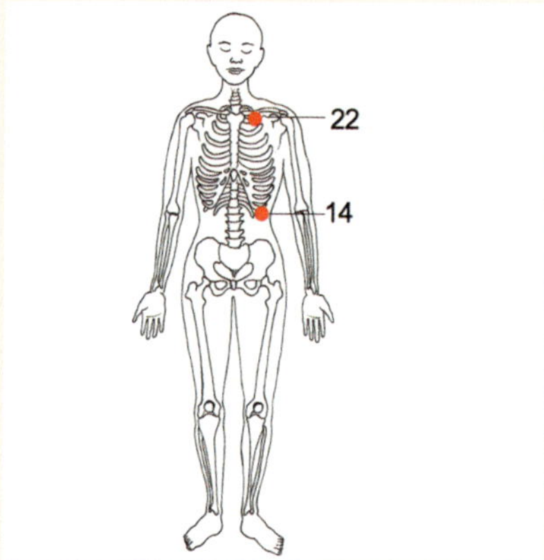


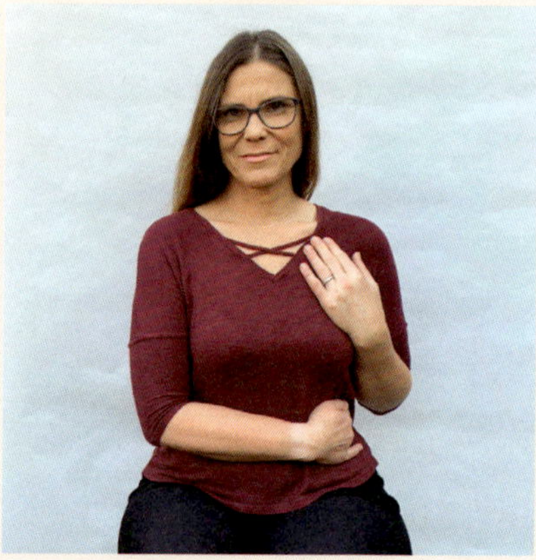

Halten Sie das **SES 3** und das **SES 19** der anderen Körperseite.

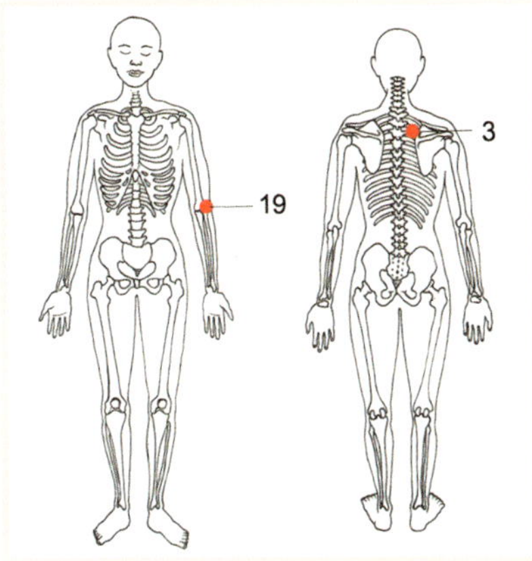


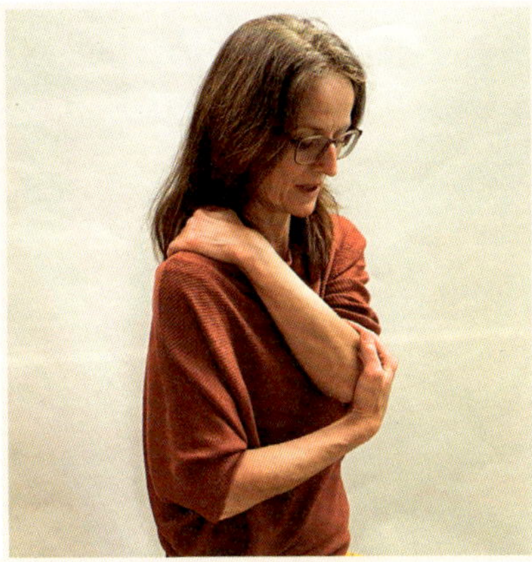

Bei Juckreiz legen Sie eine Hand in den Nacken auf **beide SES 4** und die andere Hand auf das **SES 3.**

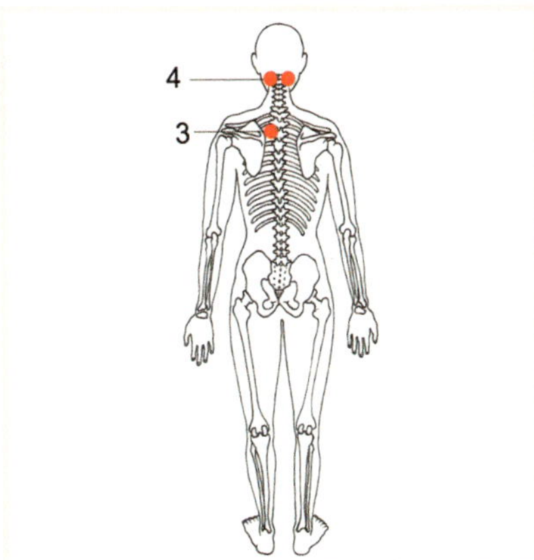


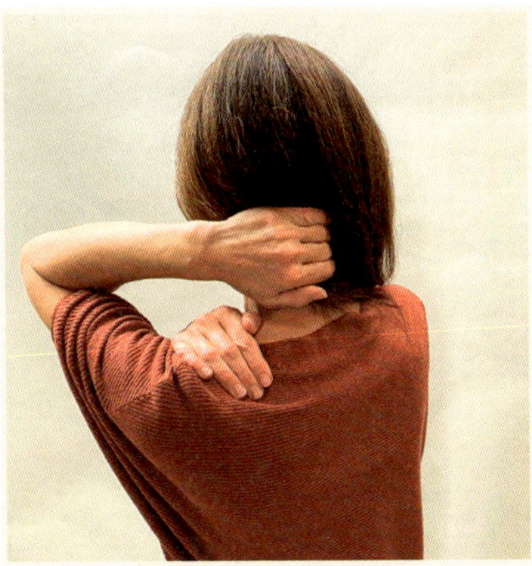

Auch der **Nierenstrom** (S. 102) unterstützt die Haut und fördert die Entgiftung und Entsäuerung. Der **Leberstrom** (S. 110) glättet die Haut und sorgt für einen gesunden Teint.

## Heißhungerattacken, Appetitstörungen

**Milzstrom** (S. 79) und **Magenstrom** (S. 83) harmonisieren den Appetit. Zudem können Sie immer wieder den **Daumen** (S. 54) halten.

Auch das **SES 14** harmonisiert den Appetit. Sie können es zusammen mit dem **SES 1** der anderen Körperseite halten.

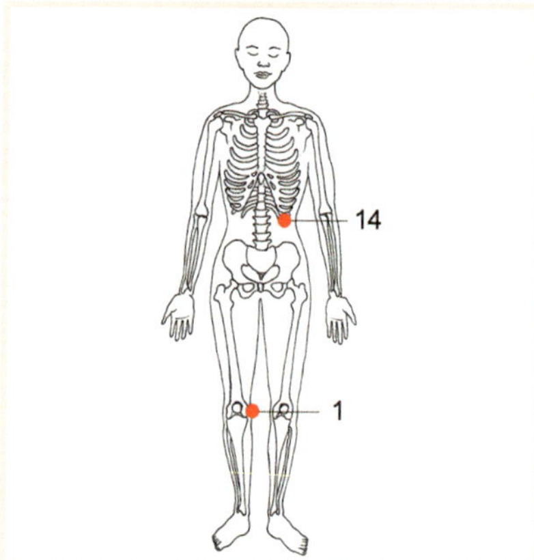


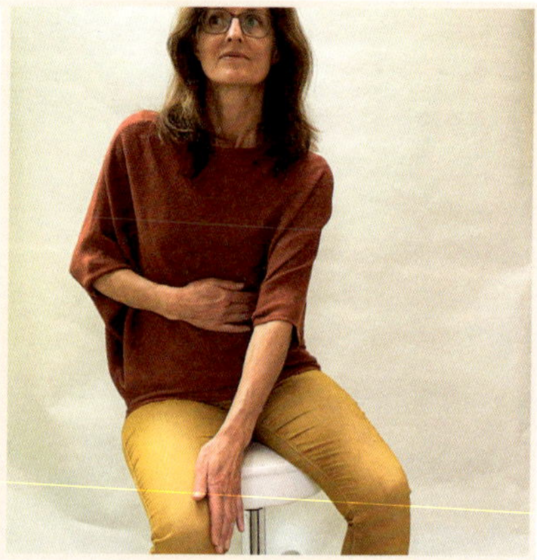

## Herzrasen, Engegefühl in der Brust, Herzrhythmusstörungen

Diese Symptome müssen Sie natürlich auf jeden Fall medizinisch abklären lassen.
Halten Sie immer wieder den **kleinen Finger** (S. 60). Bei Druck oder einem Engegefühl in der Herzgegend legen Sie die Hände in die Leisten auf **beide SES 15** (S. 35).

Oder legen Sie eine Hand in die Leiste auf das **SES 15,** und halten Sie mit der anderen Hand das **SES 17** am Handgelenk.

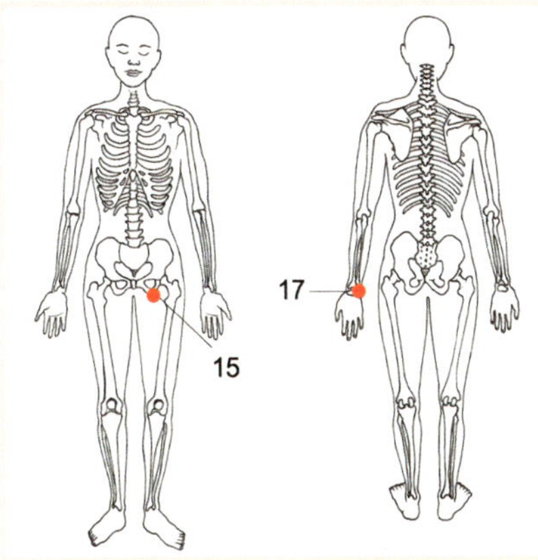


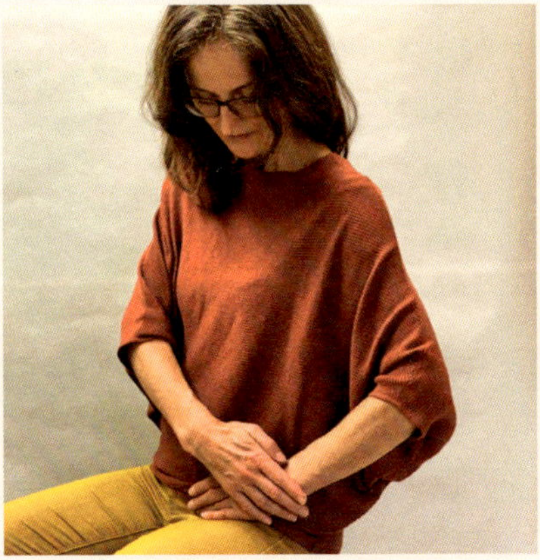

Bei Herzrasen legen Sie eine Hand auf das **SES 14** und die andere Hand auf das **SES 19** der anderen Körperseite.

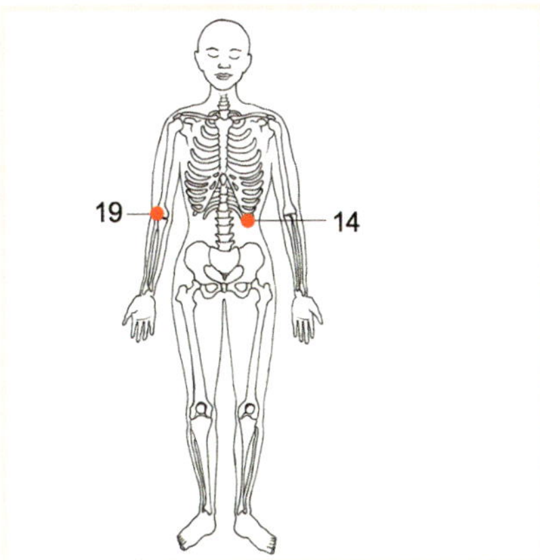


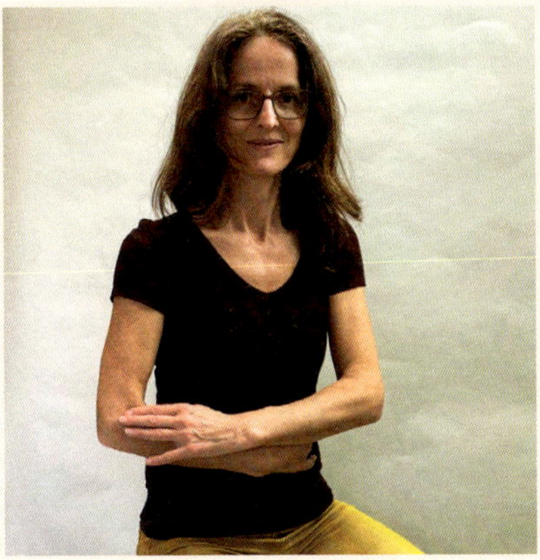

Oder machen Sie den **Zwerchfellstrom** (S. 98), da er das Herz unterstützt.

Halten Sie immer wieder **beide SES 22.**

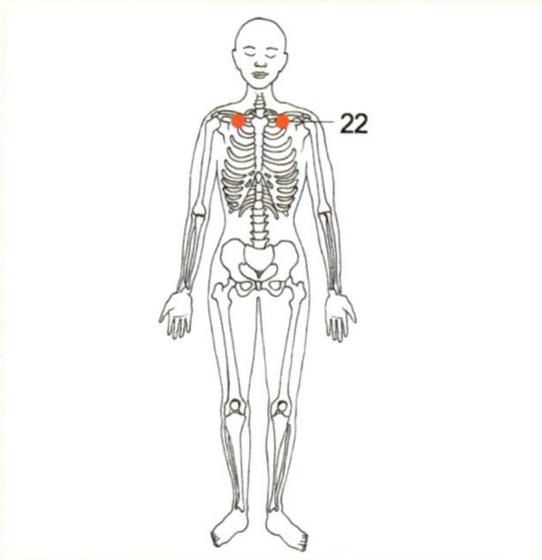


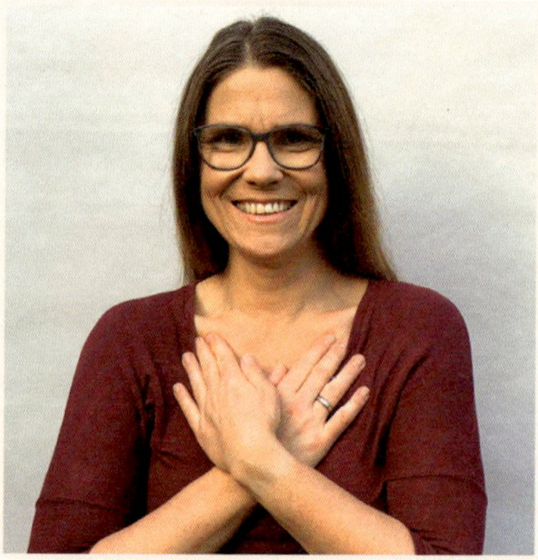

Bei unregelmäßigem Herzschlag legen Sie eine Hand auf das **SES 11** und die andere Hand auf das **SES 17** der anderen Körperseite.

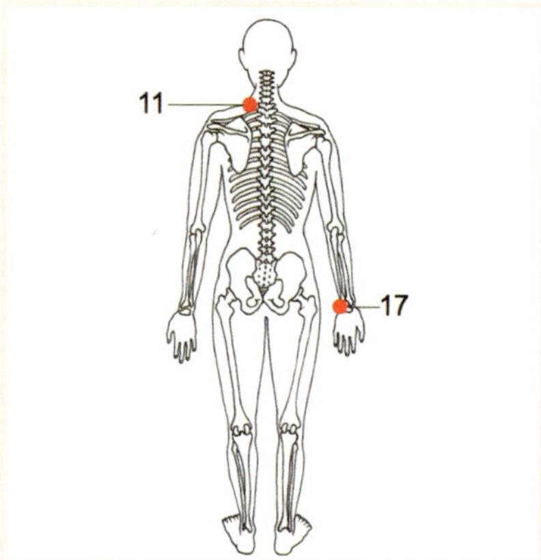


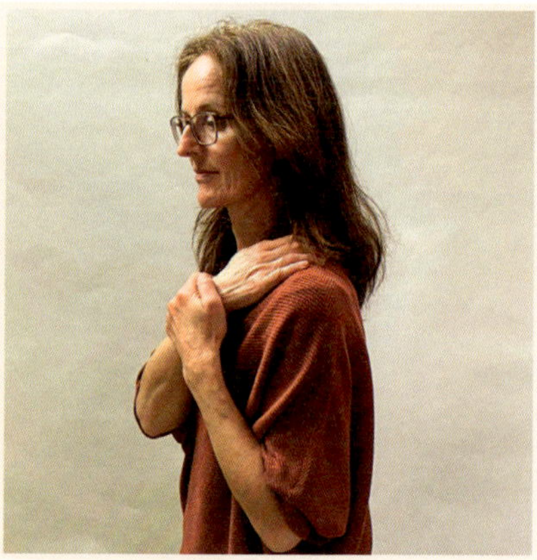

Halten Sie immer wieder **beide SES 19** an der Innenseite der Oberarme.

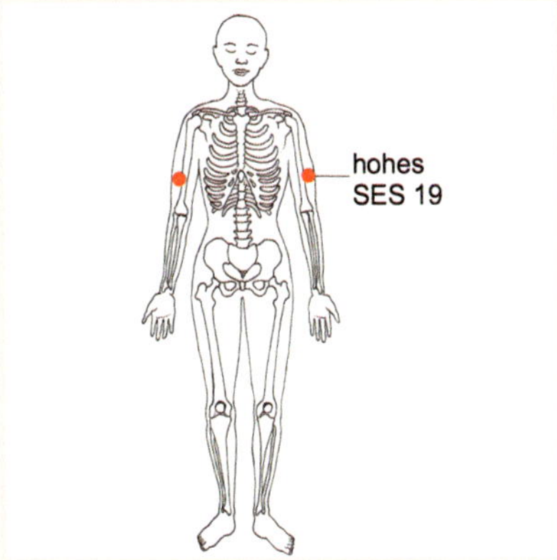


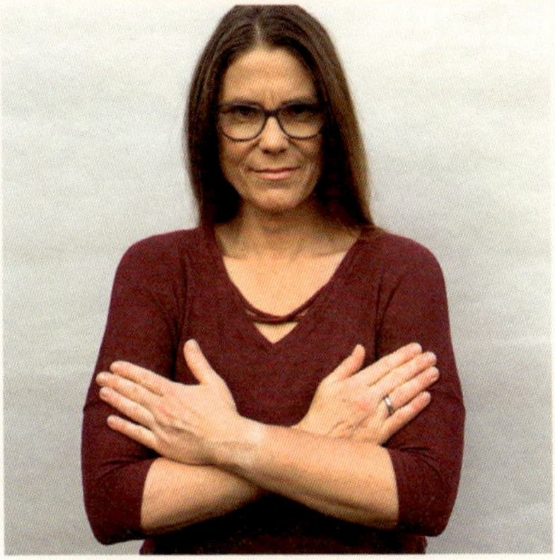

## Hitzewallungen, Schweißausbrüche

Hitzewallungen und Schweißausbrüche sind die häufigsten Symptome in den Wechseljahren. Sie sind lästig, aber in der Regel gesundheitlich unbedenklich.
Folgende Griffe können Sie hier unterstützen, da sie den Wärmehaushalt des Körpers regulieren: Halten Sie **beide SES 8** an den Waden.

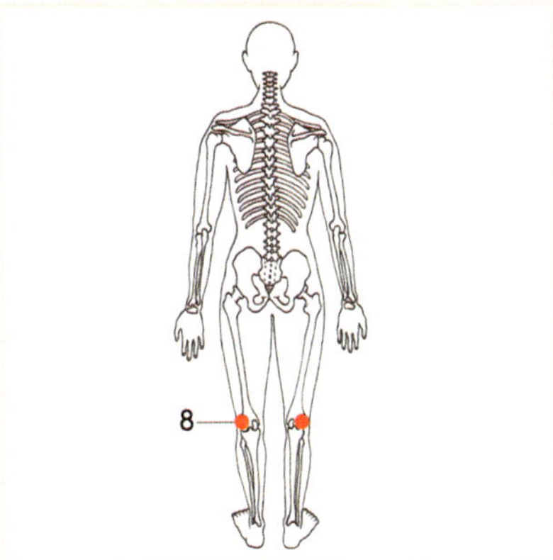


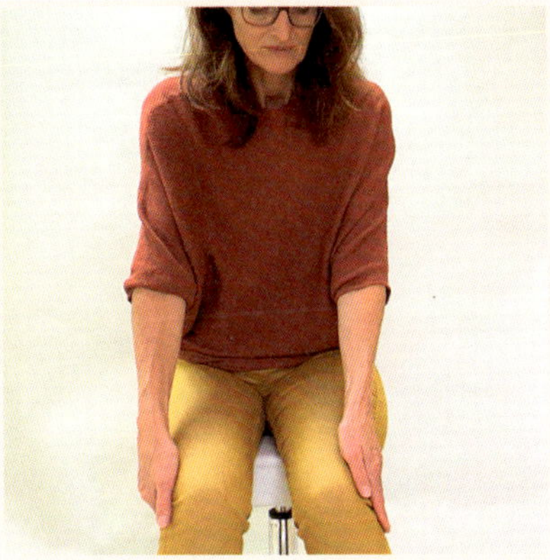

Bilden Sie einen **Ring aus Daumen und Ringfinger,** indem Sie die Daumenspitze auf den Ringfingernagel legen.

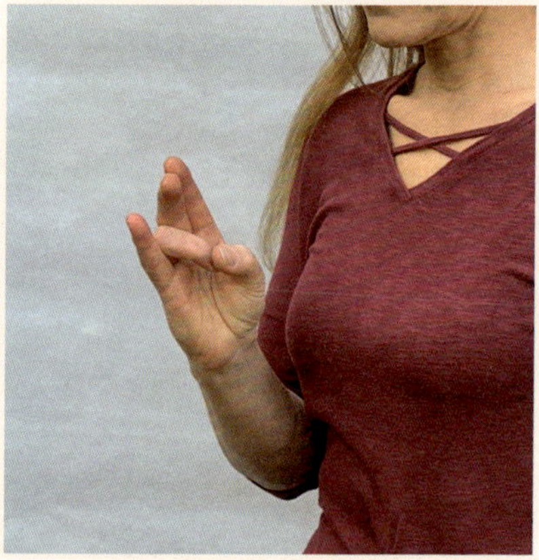

Halten Sie **beide SES 22** (S. 44) oder **beide SES 13** (S. 33).

Sie können diese Energieschlösser auch miteinander kombinieren, indem Sie die eine Hand auf das **SES 22** und die andere Hand auf das **SES 13** der anderen Körperseite legen.

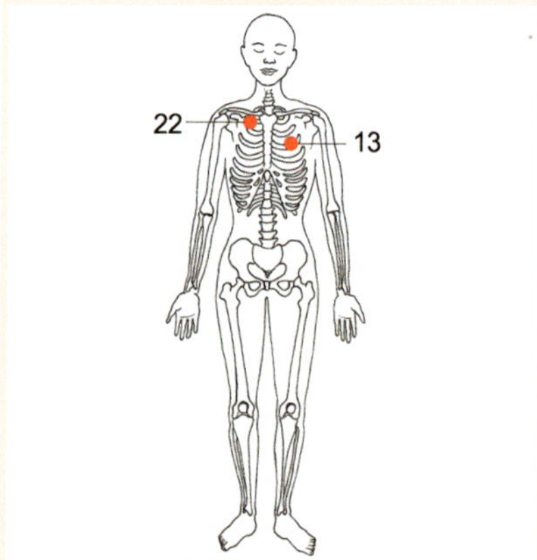


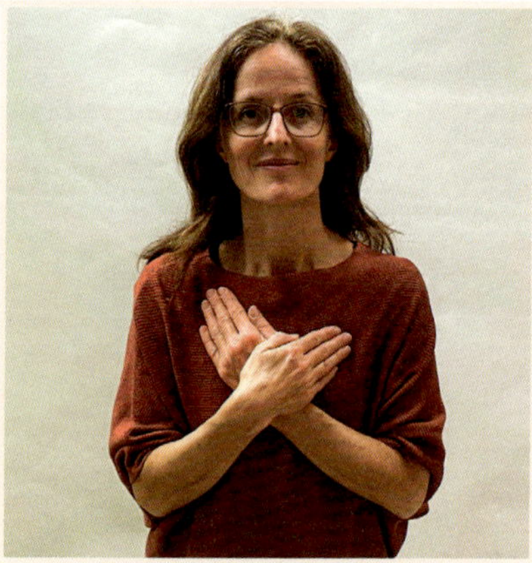

Der **Nabelstrom** (S. 89) und der **Nierenstrom** (S. 102) helfen ebenfalls, Hitzewallungen und Schweißausbrüche zu lindern.

## Konzentrationsmangel

Zur Stärkung der Konzentration und des Gedächtnisses halten Sie immer wieder den **kleinen Finger** (S. 60).

Legen Sie eine Hand in den Nacken auf **beide SES 4** und die andere Hand auf die Stirn auf **beide SES 20.**

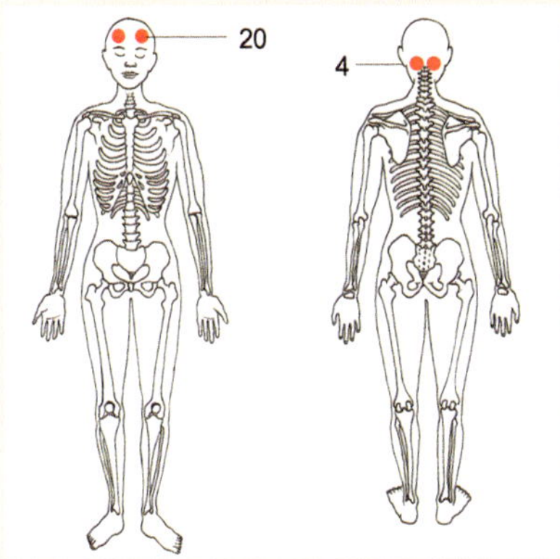


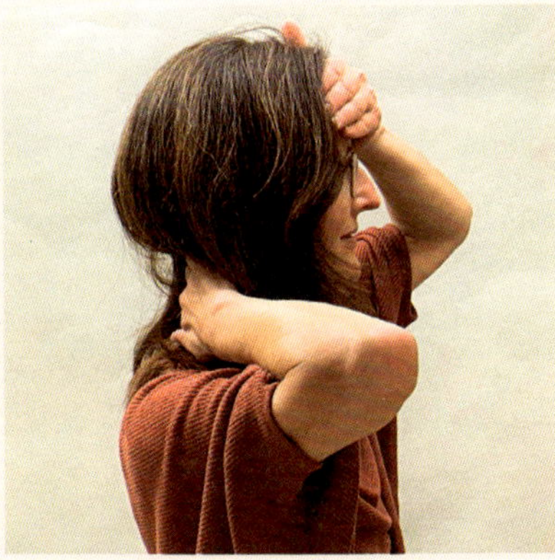

Strömen Sie **beide SES 25,** indem Sie sich auf die Hände setzen.

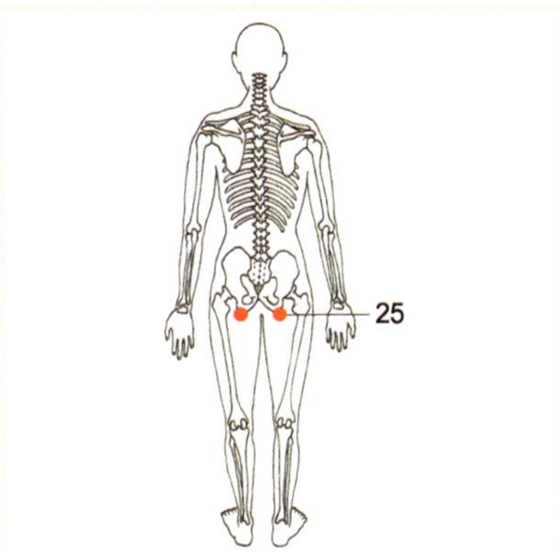


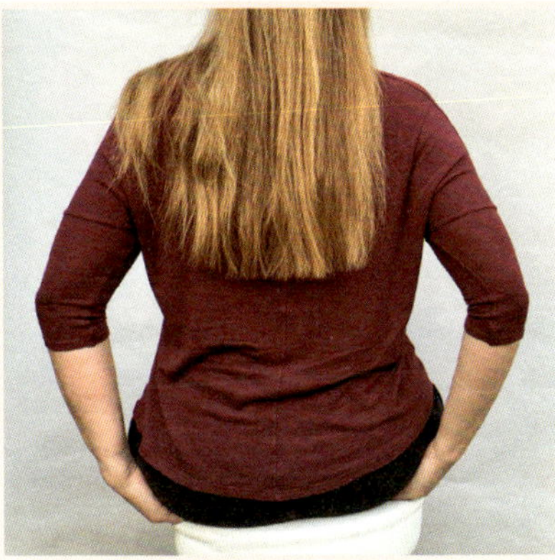

Legen Sie eine Hand auf das **SES 4** und die andere Hand auf das **SES 21** der anderen Körperseite.

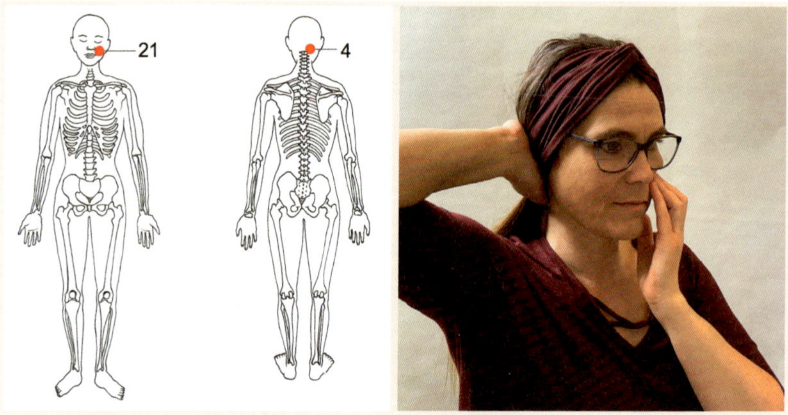


Auch der **Magenstrom** (S. 83) fördert das Gedächtnis und die Konzentrationsfähigkeit.

## Kopfschmerzen

Um Kopfschmerzen zu lindern, halten Sie das **SES 5** und das **SES 16** an der Ferse – erst auf der einen, dann auf der anderen Körperseite. Sie können sich die Fersen auch halten lassen.

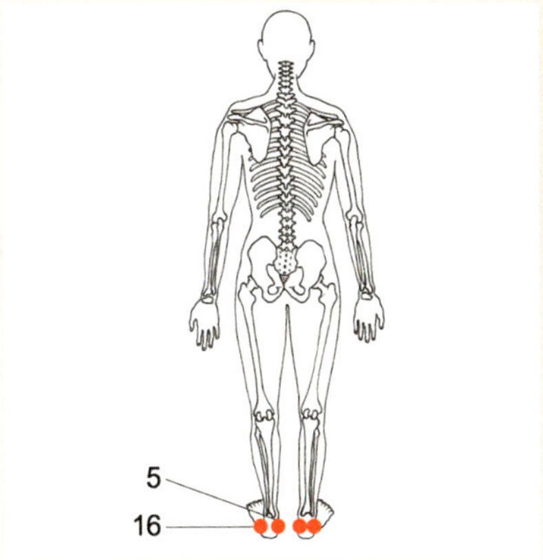


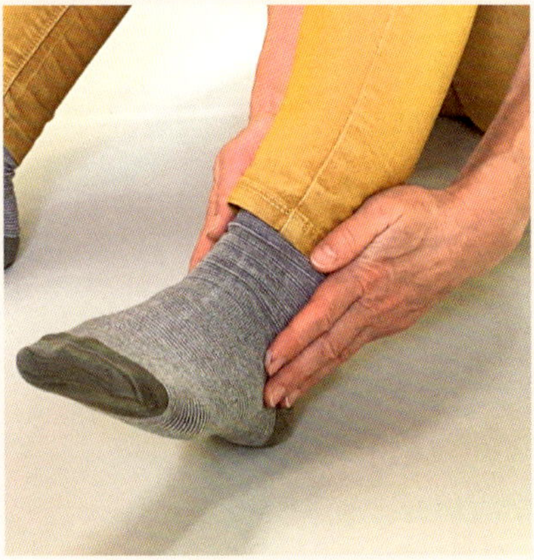

Strömen Sie das **SES 1** an der Innenseite der Knie.

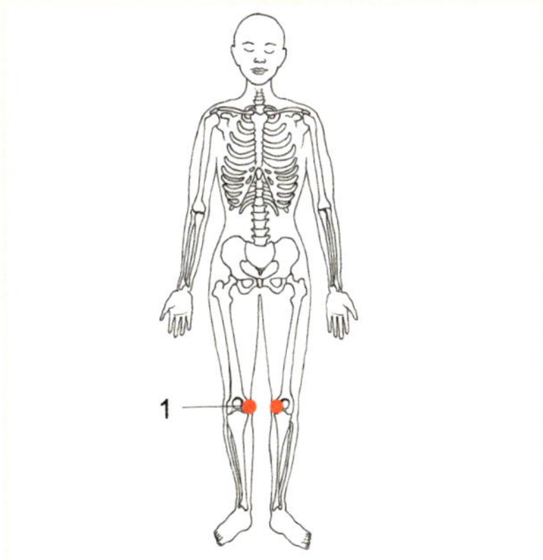


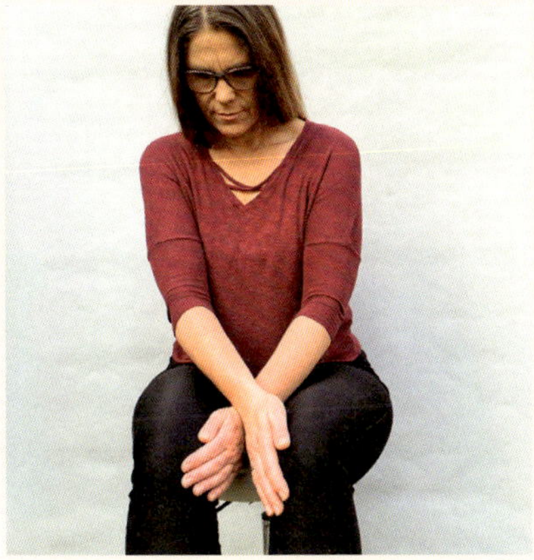

Halten Sie **beide SES 20** (S. 41), oder legen Sie eine Hand auf die Stirn auf **beide SES 20** und die andere Hand in den Nacken auf **beide SES 4.**

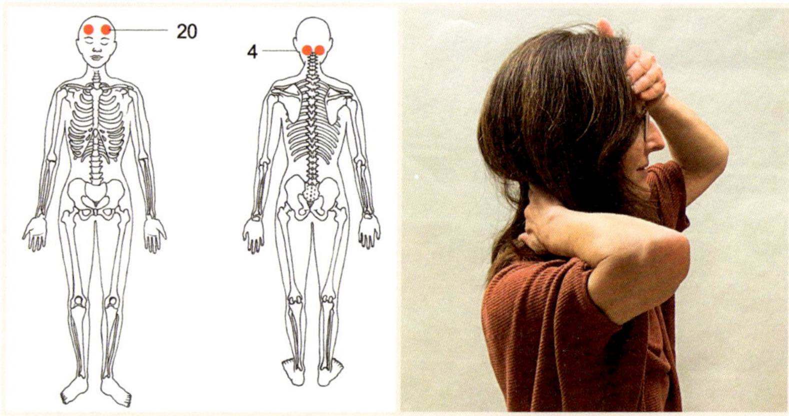


Praktizieren Sie den **Magenstrom** (S. 83) oder den entsprechenden Kurzgriff. Dadurch wird die im Kopf angestaute Energie gelöst und nach unten abgeleitet. Bei Kopfschmerzen im Hinterkopf praktizieren Sie den **Blasenstrom** (S. 106), den entsprechenden Kurzgriff, oder strömen Sie das **SES 18** (S. 39).

## Libidoverlust

Die Sexualität kann sich in den Wechseljahren stark verändern. Einige Frauen sagen, sie hätten überhaupt kein Verlangen mehr nach körperlicher Vereinigung, wollten lieber kuscheln oder gehalten werden. Andere Frauen hingegen haben einen gesteigerten Sexualtrieb. Im Jin Shin Jyutsu gibt es einige Strömhilfen rund um das Thema »Lust oder Frust«.

Das **SES 13** (S. 33) sowie der **Milzstrom** (S. 79) unterstützen Sie, ganz bei sich selbst zu sein und Ihre tiefen Bedürfnisse zu erkennen. Zudem harmonisieren Sie die Libido.

Auch das SES 15 hilft Ihnen, Ihre Sexualität zu fühlen und freudig zu leben. Sie können es gut mit dem SES 2 kombinieren, indem Sie die *linke Hand* auf das **linke SES 15** und die *rechte Hand* auf das **rechte SES 2** legen.

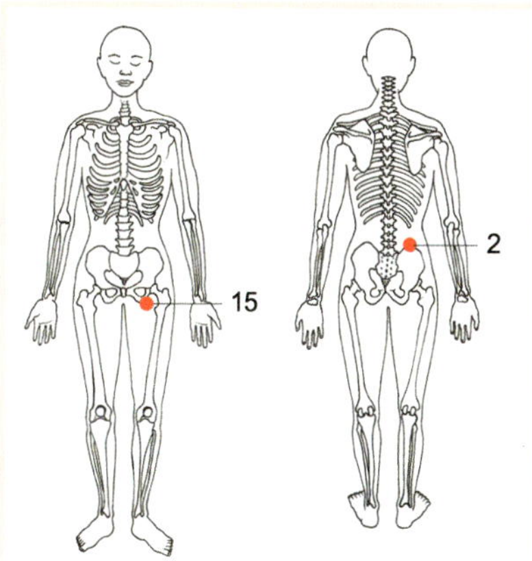


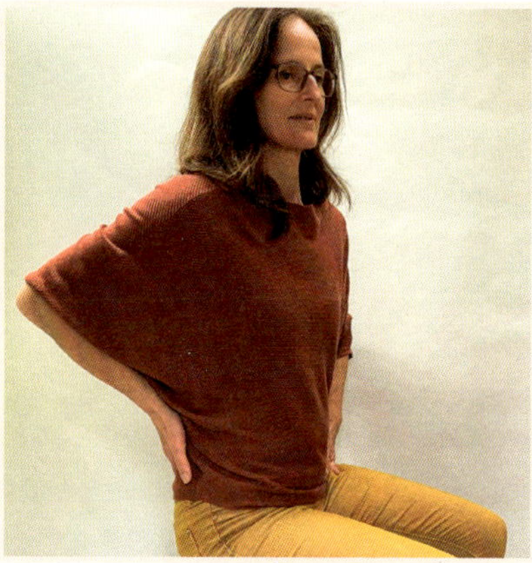

Für die andere Körperseite legen Sie die *rechte Hand* auf das **rechte SES 15** und die *linke Hand* auf das **linke SES 2.**

Oder halten Sie mit der *linken Hand* das **linke SES 15** und mit der *rechten Hand* das **rechte SES 8.**

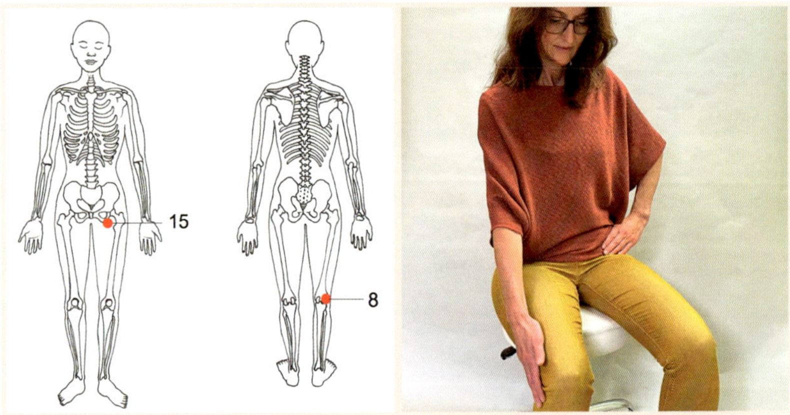


Und für die andere Körperseite strömen Sie mit der *rechten Hand* das **rechte SES 15** und mit der *linken Hand* das **linke SES 8.**

## Menstruationsprobleme, Zyklusschwankungen, veränderte Blutung

Wenn Frauen in die Wechseljahre kommen, bleibt bei manchen schnell die Regelblutung aus. Bei anderen wird sie sehr unregelmäßig, zu stark, zu schwach oder hält lange an. Bei heftigen oder sehr lang andauernden Blutungen sollte ein Arzt konsultiert werden.
Vor allem der **Milzstrom** (S. 79) und der **Leberstrom** (S. 110) harmonisieren die Menstruation.

Die folgenden Griffe sind in dieser Hinsicht ebenfalls hilfreich: Halten Sie das **SES 13** und das **SES 15.**

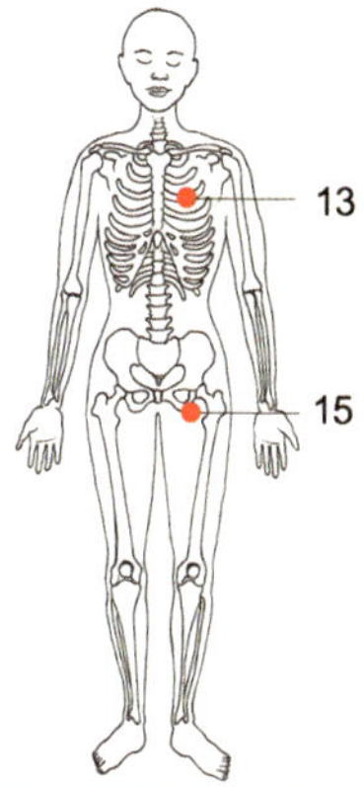


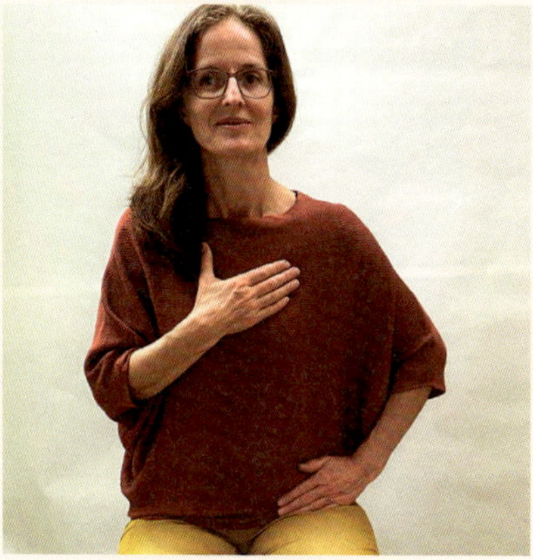

Oder strömen Sie das **SES 8** und das **SES 16.**

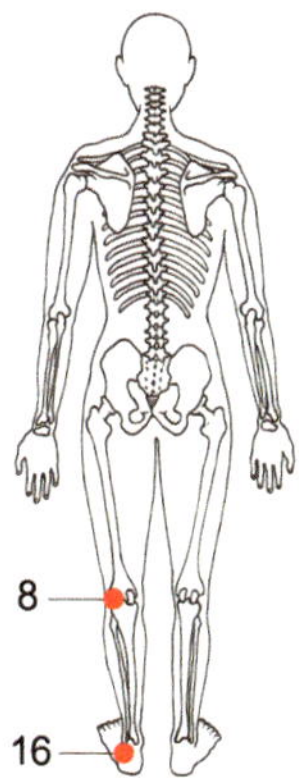


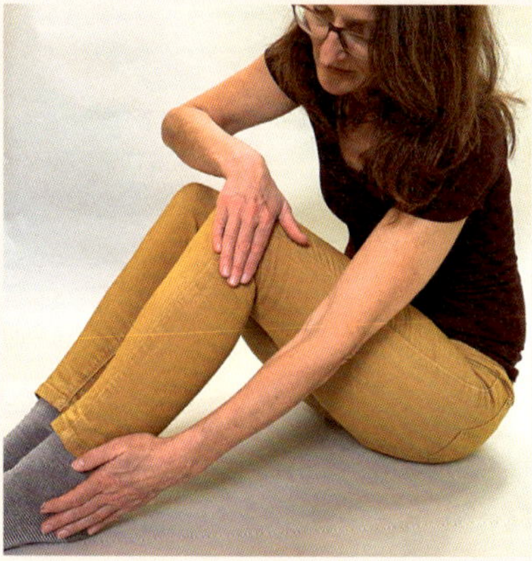

## Muskelschmerzen

Bei Muskelschmerzen legen Sie eine Hand auf das **tiefe SES 8** und die andere Hand auf das **SES 5** und das **SES 16.**

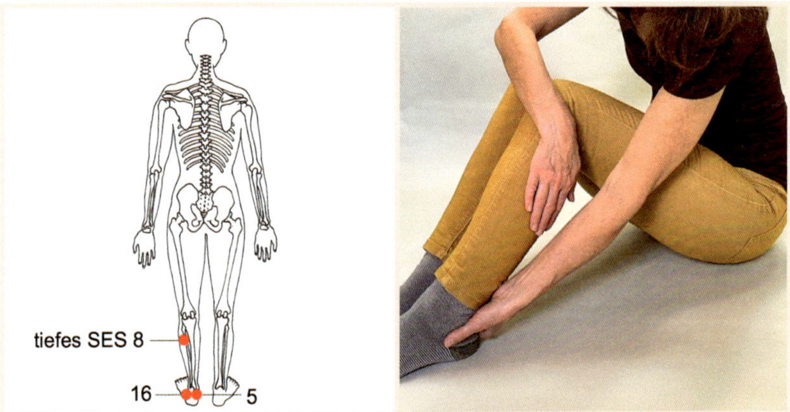


Auch der **Blasenstrom** (S. 106) und der **Leberstrom** (S. 110) harmonisieren die Muskulatur.

## Nervenreizungen

Durch den sinkenden Östrogenspiegel während der Wechseljahre kann es zu Störungen und »Fehlzündungen« in den Nervenzellen kommen. Einige Frauen empfinden diese wie Elektroschocks, Stromschläge oder Blitze. Nicht selten tritt dieses Symptom auch gekoppelt mit Hitzewallungen auf.

Machen Sie regelmäßig den **Zentralstrom** (S. 68), den **Milzstrom** (S. 79) oder den **Zwerchfellstrom** (S. 98). Auch das **SES 17** (S. 38) wirkt ausgleichend, entspannend und harmonisiert das Nervensystem.

Die Nervenreizungen können auch von stressbedingten Muskelspannungen oder Durchblutungsstörungen ausgehen. Zur Entspannung der Muskeln machen Sie die Griffe unter »Muskelschmerzen« (S. 156). Um die Durchblutung anzuregen, strömen Sie **beide SES 25** (S. 48), indem Sie sich auf die Hände setzen.

## Osteoporose (Knochenabbau)

Die Wechseljahre sind eine herausfordernde Zeit für die Knochen. Durch das sinkende Östrogen nimmt die Knochendichte ab, wodurch das Risiko für Knochenbrüche steigt. Zur Stärkung der Knochen können Sie so strömen:

### Für die linke Körperseite machen Sie folgende Griffe:

1. Schritt: Legen Sie die *rechte Hand* auf das **linke SES 11** und die *linke Hand* auf das **rechte SES 13.**

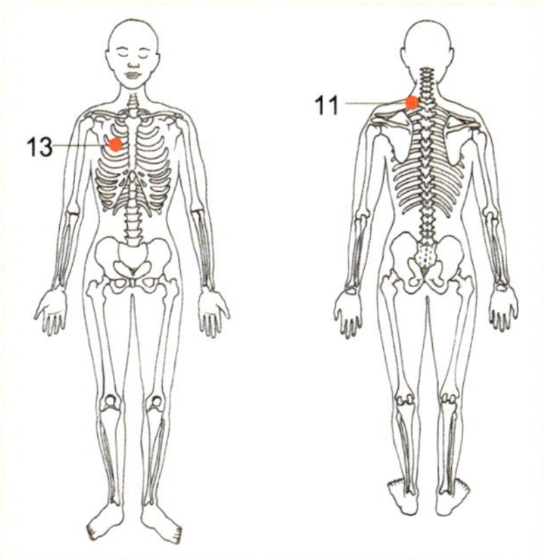


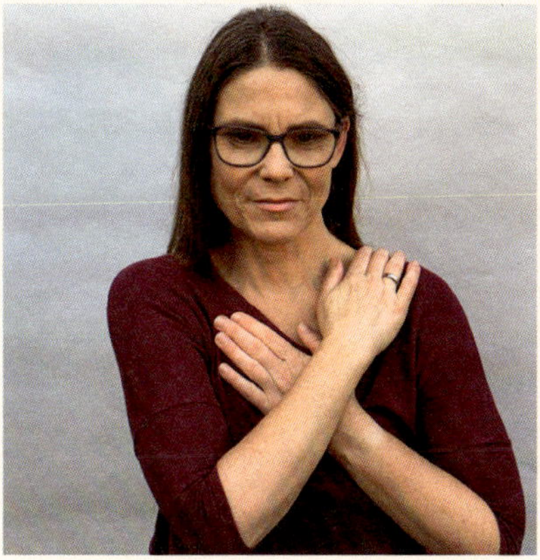

2. Schritt: Lassen Sie die *rechte Hand* auf dem **linken SES 11,** und halten Sie mit der *linken Hand* das **rechte SES 17** am Handgelenk.

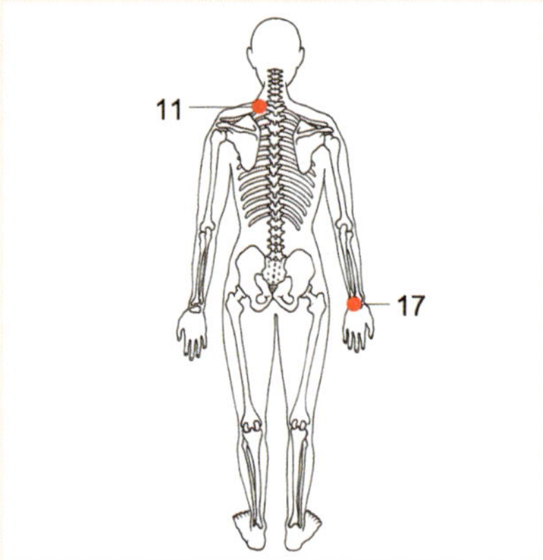


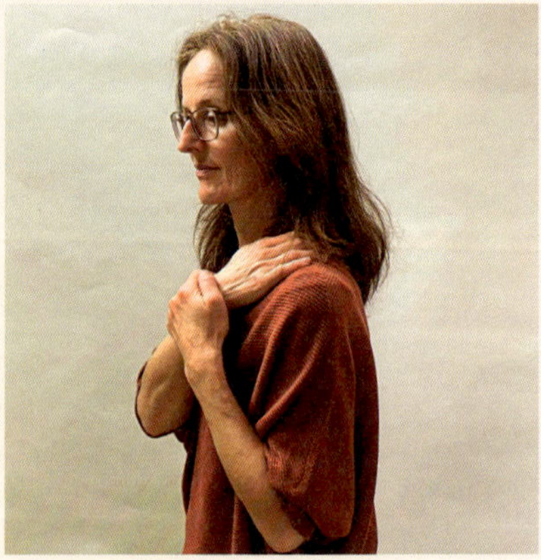

Für die rechte Körperseite machen Sie die Griffe umgekehrt:

1. Schritt: Legen Sie die *linke Hand* auf das **rechte SES 11** und die *rechte Hand* auf das **linke SES 13.**

2. Schritt: Lassen Sie die *linke Hand* auf dem **rechten SES 11,** und halten Sie mit der *rechten Hand* das **linke SES 17.**

Auch der **Nierenstrom** (S. 102) stärkt die Knochen.

## Panikattacken

Die in den Wechseljahren häufig auftretenden Ängste (S. 120) können sich manchmal zu Panikattacken steigern.
Der Notfallfinger bei Panikattacken ist der **Zeigefinger** (S. 56).

Legen Sie auch immer wieder die Hände auf **beide SES 22.**

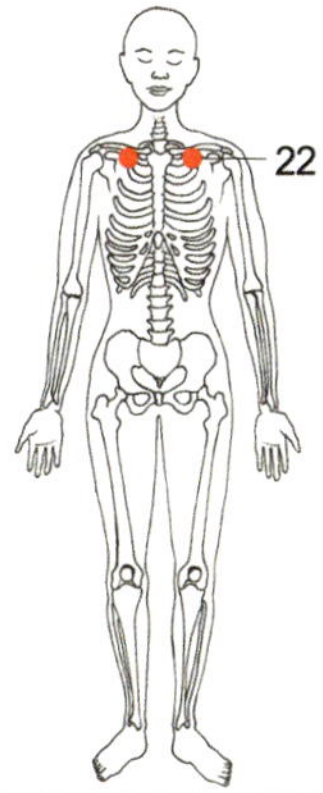


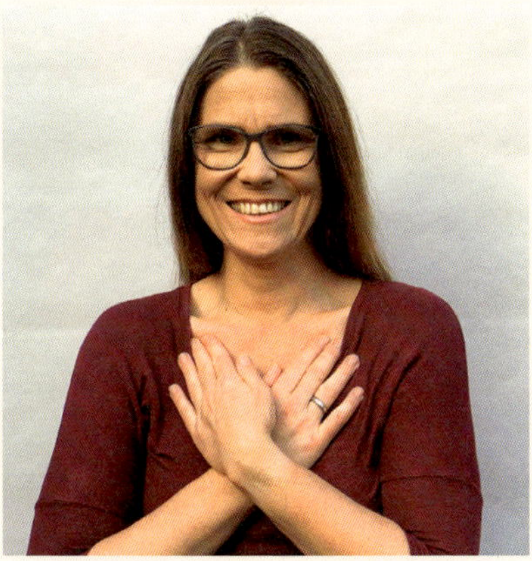

Oder machen Sie folgende Schrittfolge:

1. Schritt: Legen Sie eine Hand auf das **Brustbein,** die andere Hand auf das **Steißbein.**

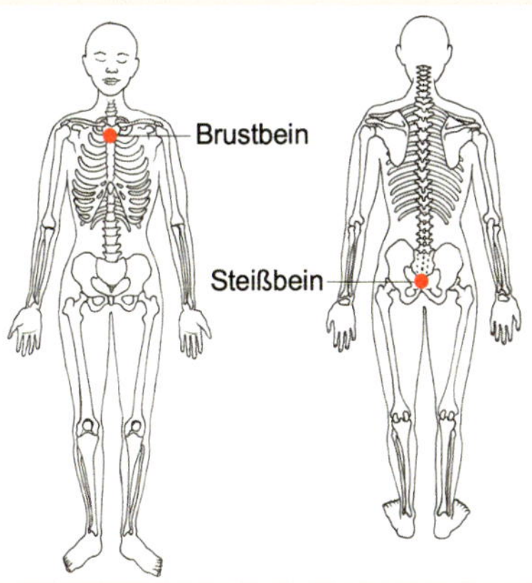


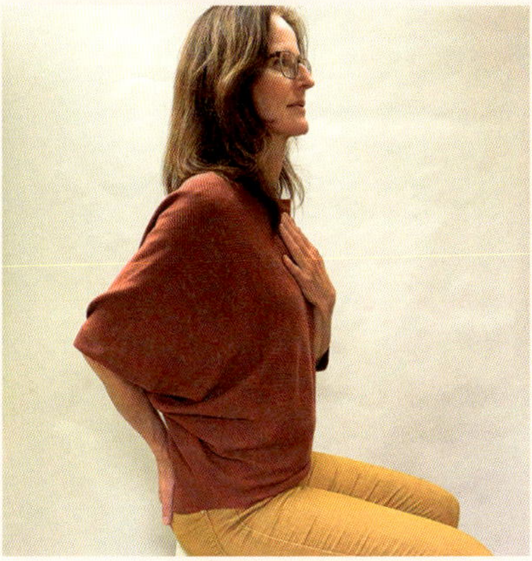

2. Schritt: Lassen Sie die Hand auf dem **Steißbein,** und legen Sie die andere Hand in den **Nacken.**

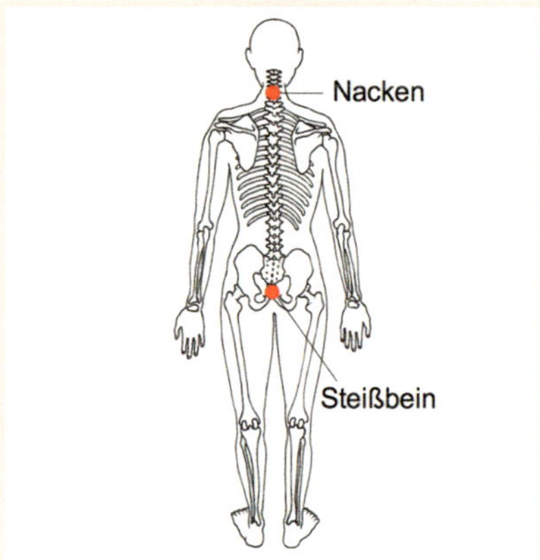


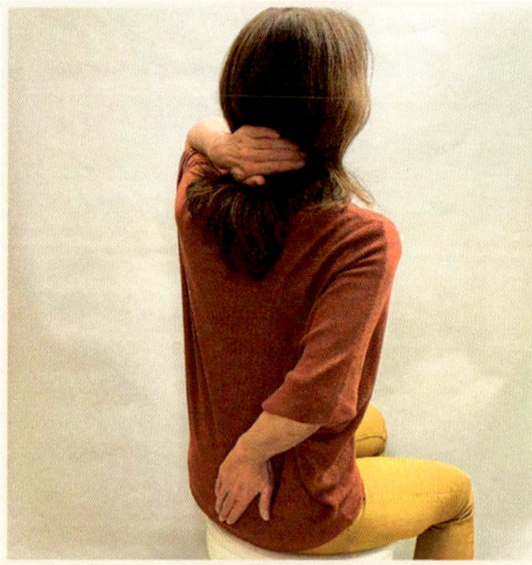

Wenn Sie grundsätzlich mit Panikattacken zu kämpfen haben, machen Sie immer wieder den **Nierenstrom** (S. 102) oder den **Blasenstrom** (S. 106). Diese können Panik lösen und schenken Ihnen Vertrauen und innere Sicherheit.

## Schlafstörungen

Schätzungsweise leidet ungefähr jede zweite Frau während der Wechseljahre unter Schlafstörungen.
Das **SES 18** am Daumenballen hilft bei Einschlaf- und Durchschlafproblemen und stoppt das Gedankenkarussell.

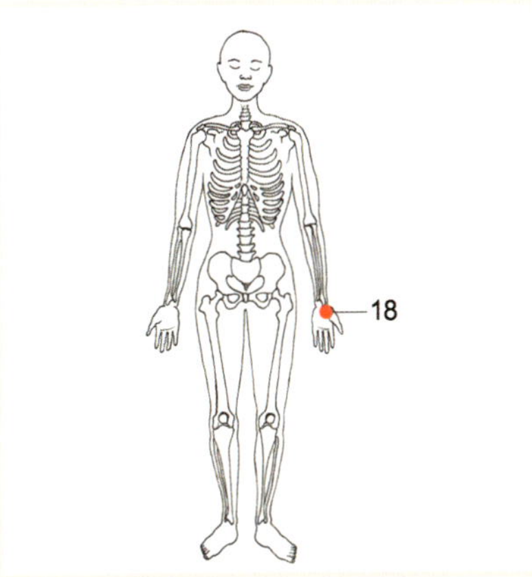

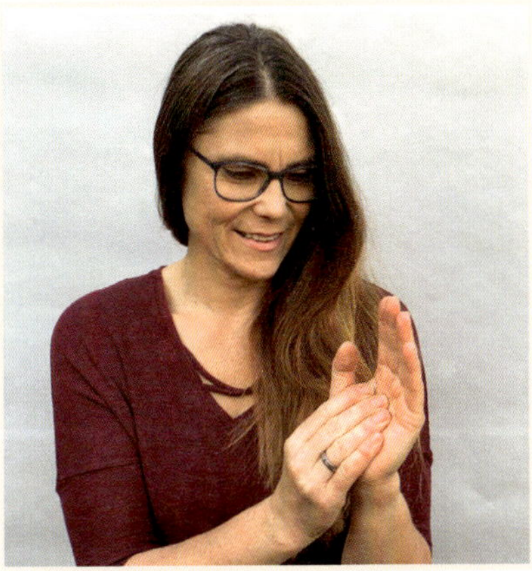

Auch folgender Griff hilft Ihnen dabei, abzuschalten und einzuschlafen: Legen Sie die Hände auf **beide SES 4** im Nacken.

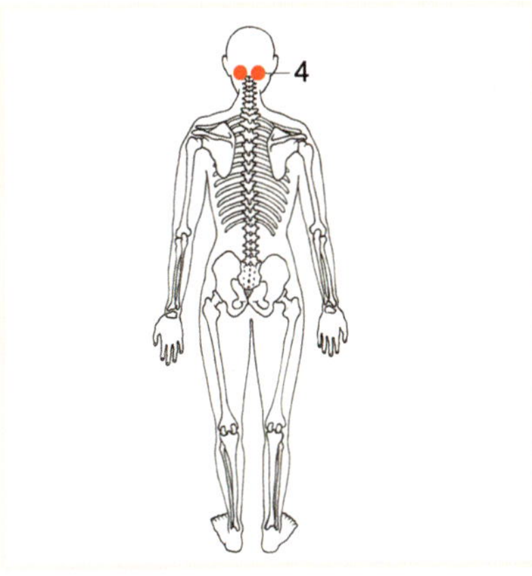

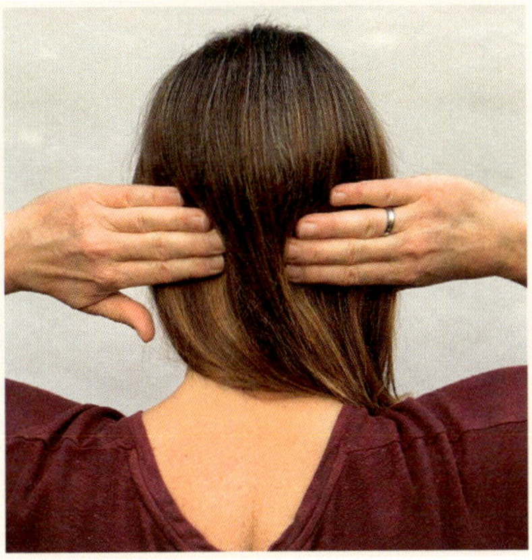

Oder legen Sie eine Hand in den **Nacken** und die andere Hand auf die **Stirn.**

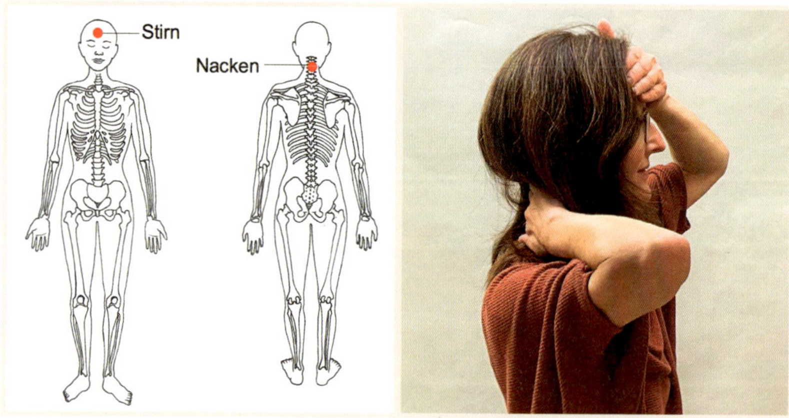


Der **kleine Finger** (S. 60) beruhigt und hilft, loszulassen. Der **Daumen** (S. 54) beruhigt das Denken und entspannt von Kopf bis Fuß. Das **SES 14** (S. 34) bringt ebenfalls zur Ruhe und schenkt Geborgenheit und Entspannung. Weitere entspannende Ströme sind der **Zentralstrom** (S. 68), der **Milzstrom** (S. 79), der **Nabelstrom** (S. 89) und der **Zwerchfellstrom** (S. 98).

## Schwindel

Das SES 2 und das SES 21 lösen Schwindel, Sie können die beiden Energieschlösser kombinieren, indem Sie eine Hand auf das **SES 2** und die andere Hand auf das **SES 21** legen.

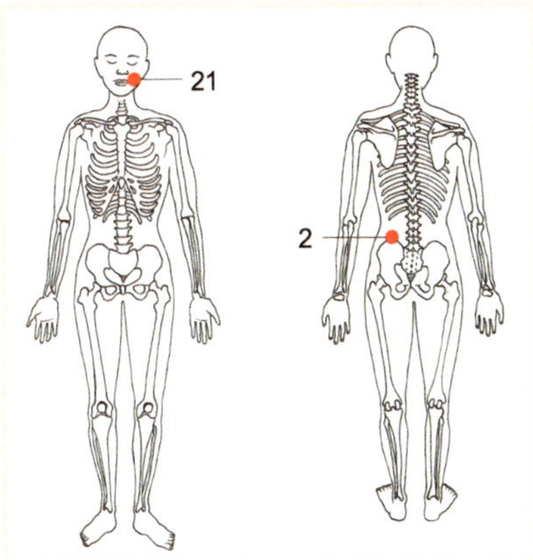


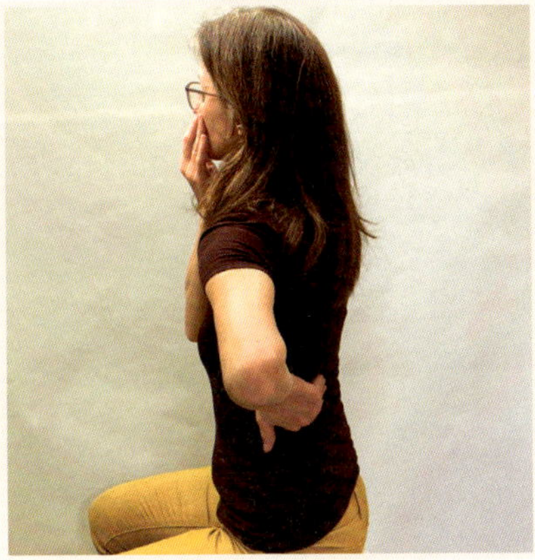

Das **SES 17** (S. 38) am Handgelenk und das **SES 18** (S. 39) am Daumenballen helfen ebenfalls bei Schwindelgefühlen. Machen Sie auch immer wieder den **Leberstrom** (S. 110) oder den **Zentralstrom** (S. 68).

## Stimmungsschwankungen

Zwei wichtige Ströme bei Stimmungsschwankungen sind der **Milzstrom** (S. 79) und der **Leberstrom** (S. 110).
Das SES 13 beruhigt das Gemüt und gleicht Stimmungsschwankungen aus. Um dieses Energieschloss zu strömen, können Sie die **große Umarmung** (S. 50) praktizieren.

Oder legen Sie einfach die Hände auf **beide SES 13.**

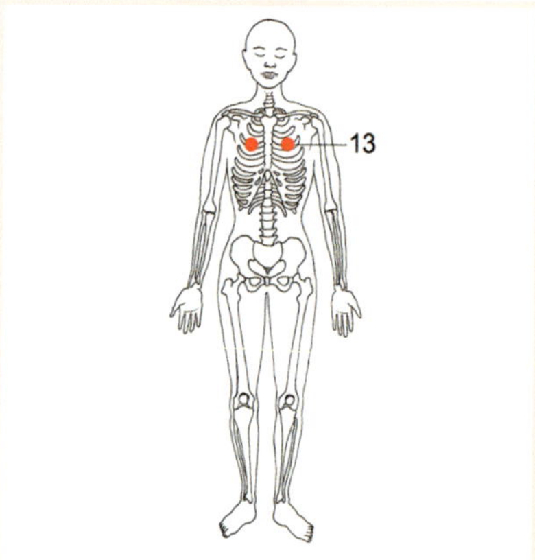


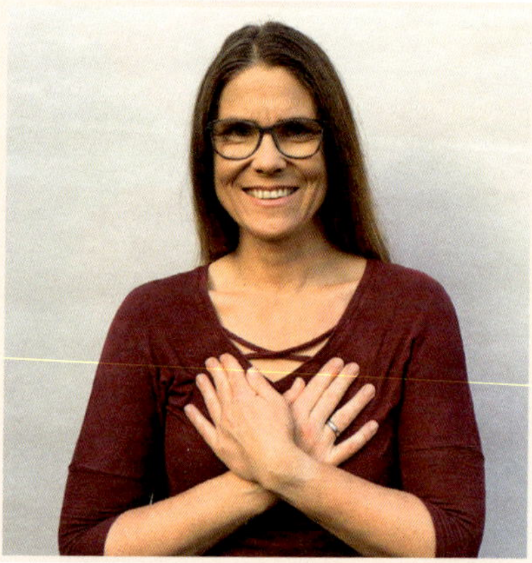

Sie können auch eine Hand auf das **Brustbein** und die andere Hand auf den **Bauch** oberhalb des Bauchnabels legen.

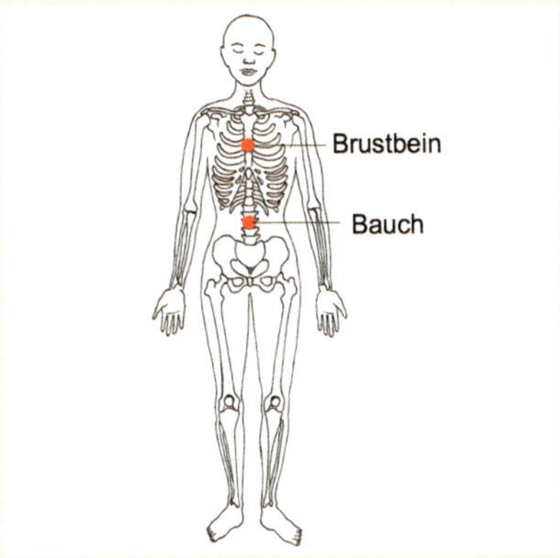

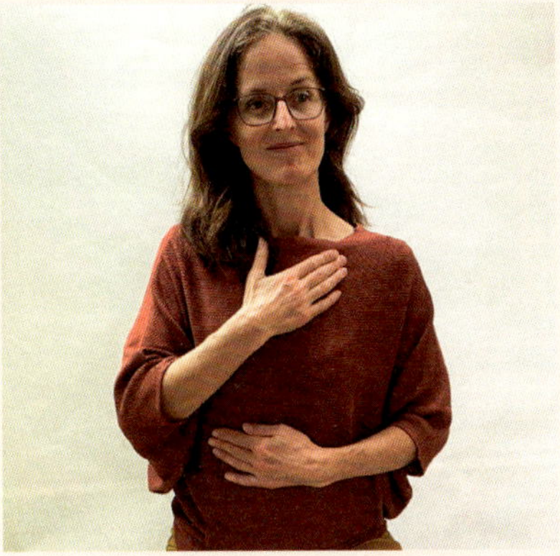

## Trockene Schleimhäute, vaginale Trockenheit

Halten Sie immer wieder **beide SES 1** (S. 20) oder **beide SES 19** (S. 39). Sie können die Energieschlösser auch kombinieren, indem Sie eine Hand auf das **SES 19** und die andere Hand auf das **SES 1** der anderen Körperseite legen.

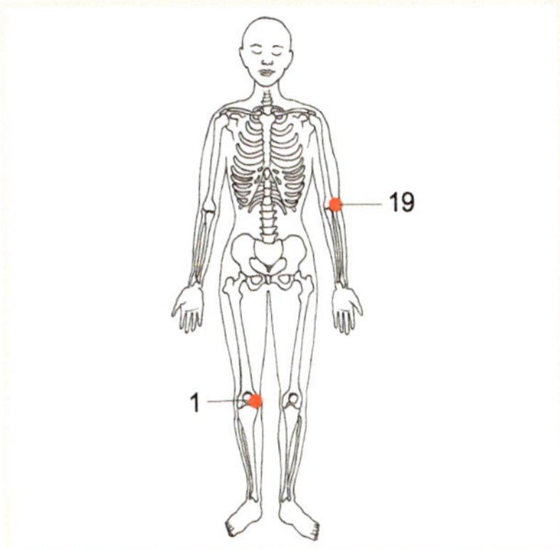

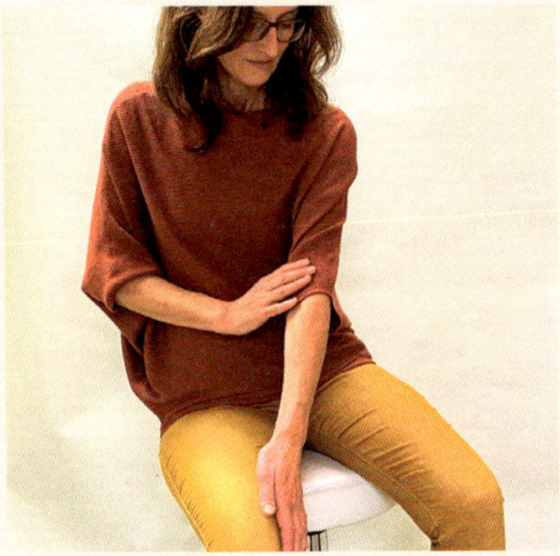

Machen Sie den **Magenstrom** (S. 83) oder den **Milzstrom** (S. 79).

## Unruhe

Das **SES 17** (S. 38) und das **SES 18** (S. 39) schenken Ihnen innere Ruhe und Entspannung. Sie können die beiden Energieschlösser auch kombinieren, indem Sie mit einer Hand das **SES 17** am Handgelenk und mit der anderen Hand das **SES 18** am Daumenballen strömen.

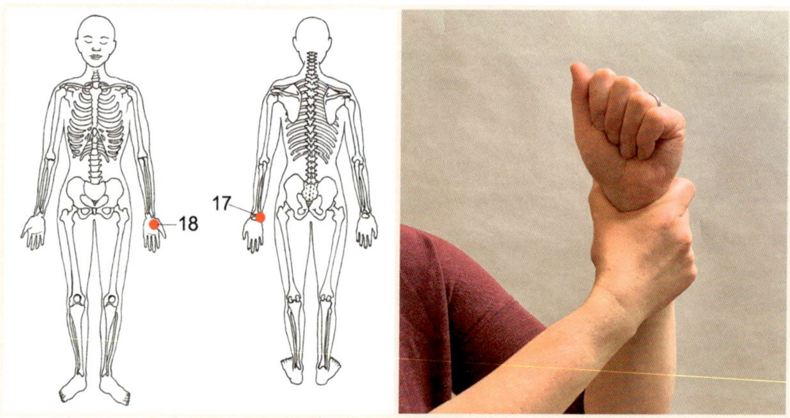


Machen Sie täglich die **große Umarmung** (S. 50), den **Milzstrom** (S. 79) oder den **Zwerchfellstrom** (S. 98).

## Verdauungsbeschwerden

Bei allen Themen, die in Verbindung mit dem Magen stehen, eignen sich der **Magenstrom** (S. 83) und der **Milzstrom** (S. 79).
Die zwei Hauptenergieschlösser für alles, was mit der Verdauung zu tun hat, sind das SES 1 und das SES 14, die Sie in folgender Kom-

bination halten können: Legen Sie eine Hand auf das **SES 14** und die andere Hand auf das **SES 1** der anderen Körperseite.

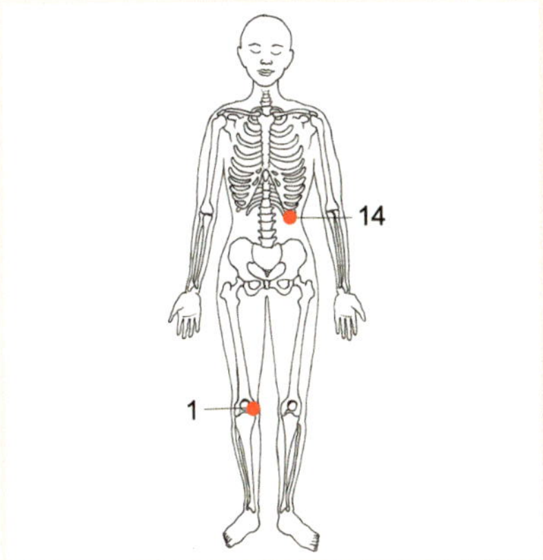


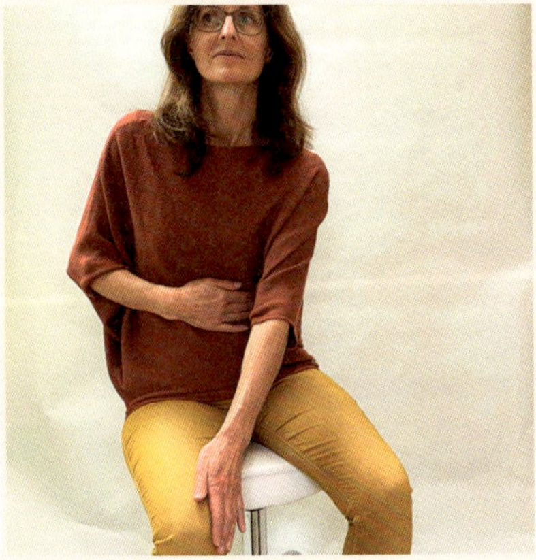

Bei Blähungen halten Sie **beide SES 1** (S. 20) oder das **SES 17** (S. 38) am Handgelenk.
Bei Sodbrennen legen Sie eine Hand auf das **SES 21** und die andere Hand auf das **SES 22** – erst auf der einen, dann auf der anderen Körperseite.

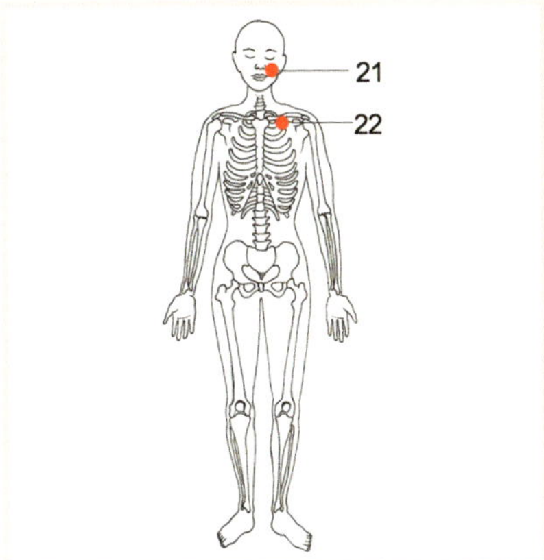


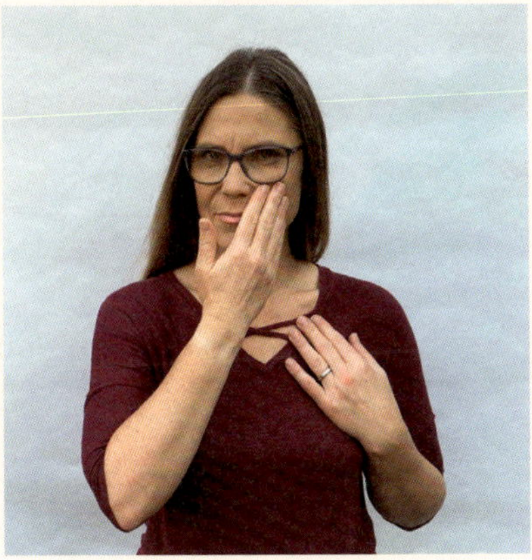

Sie können auch **beide SES 14** (S. 34) strömen. Oder legen Sie eine Hand auf das **SES 14** und die andere Hand auf das **hohe SES 1** der anderen Körperseite.

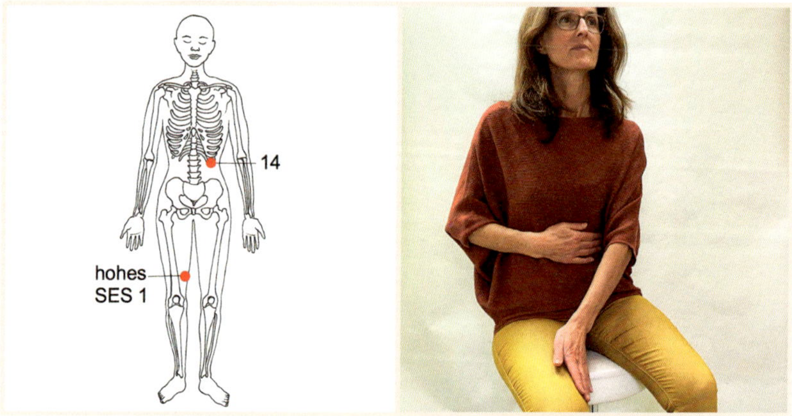


Leiden Sie an Völlegefühl und Aufstoßen, hilft Ihnen der **Gallenblasenstrom** (S. 115).
Sie können zudem **beide hohen SES 1** strömen.

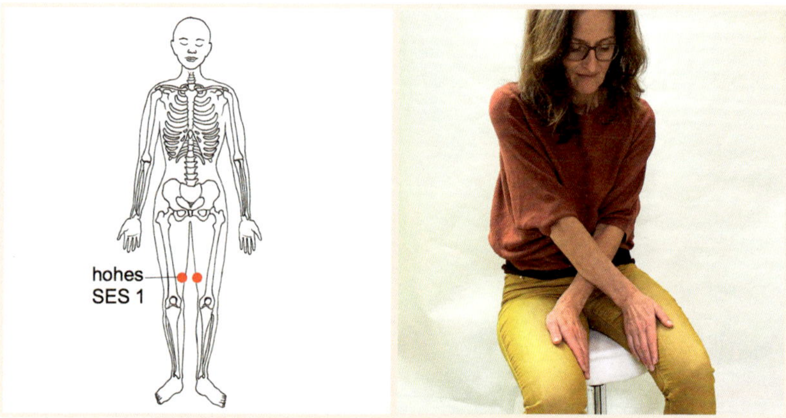


Bei Appetit- oder Essstörungen machen Sie den **Milzstrom** (S. 79) oder den **Magenstrom** (S. 83).

Sie können auch das **SES 21** und das **SES 23** halten.

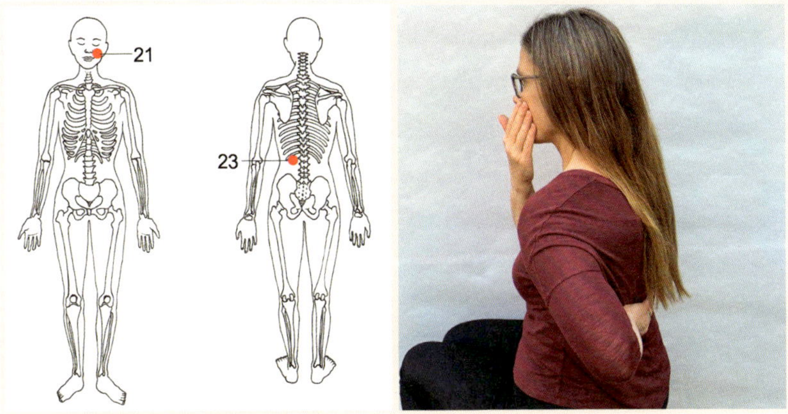


Bei Darmproblemen halten Sie **beide SES 1** (S. 20) oder das **SES 17** (S. 38) am Handgelenk. Diese Energieschlösser können Sie auch gut kombinieren. Legen Sie dazu die *rechte Hand* auf das **linke SES 1** und die *linke Hand* auf das **rechte SES 17** – und umgekehrt für die andere Körperseite.

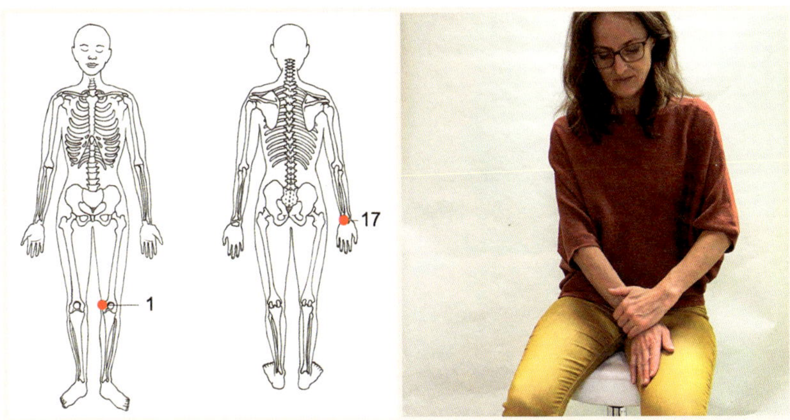


Auch der **Leberstrom** (S. 110) und der **Gallenblasenstrom** (S. 115) harmonisieren die Verdauung.

## Zahnfleischprobleme

Für die linke Seite des Mundes machen Sie folgende Griffe:

1. Schritt: Legen Sie die *rechte Hand* auf das **linke SES 21** und die *linke Hand* auf das **linke SES 22.**

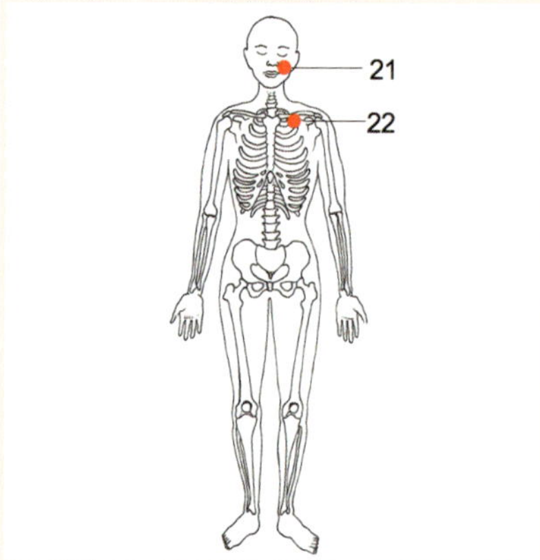

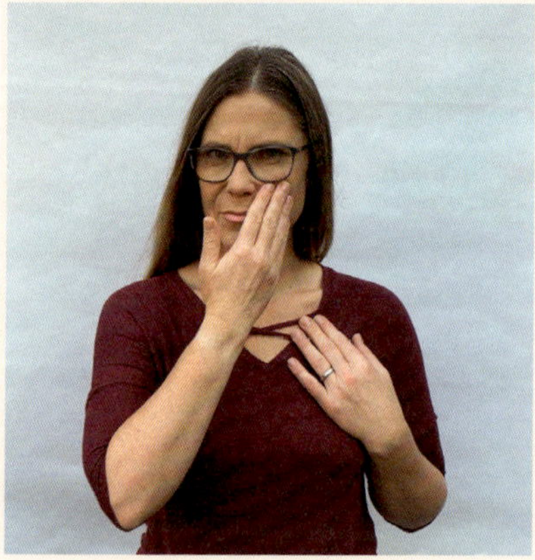

2. Schritt: Legen Sie die *linke Hand* auf das **rechte tiefe SES 8** und die *rechte Hand* auf das **rechte SES 16.**

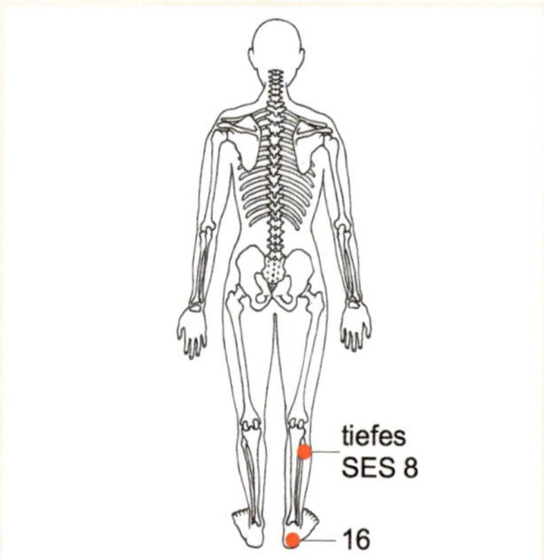

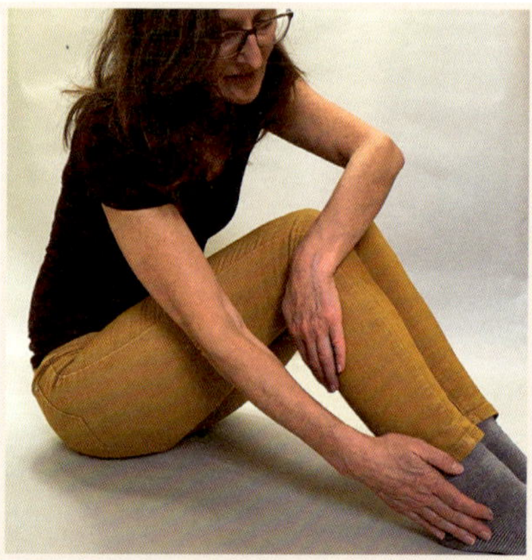

Für die rechte Seite des Mundes machen Sie die Griffe umgekehrt:
1. Schritt: Legen Sie die *linke Hand* auf das **rechte SES 21** und die *rechte Hand* auf das **rechte SES 22.**
2. Schritt: Legen Sie die *rechte Hand* auf das **linke tiefe SES 8** und die *linke Hand* auf das **linke SES 16.**

Oder legen Sie eine Hand auf das **SES 11** auf der Schulter, und bilden Sie mit der anderen Hand einen **Ring aus Daumen und Ringfinger,** indem Sie die Daumenspitze auf den Ringfingernagel legen.

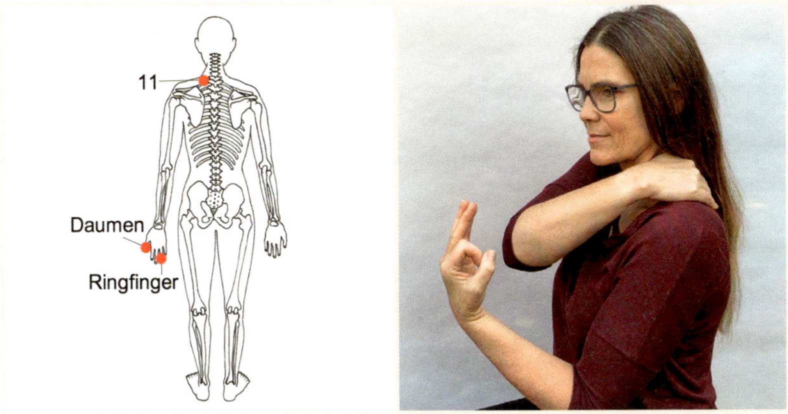


Auch der **Magenstrom** (S. 83) und der **Nierenstrom** (S. 102) unterstützen eine gesunde Mundflora und sorgen für kraftvolles Zahnfleisch.

## Zungenbrennen

Machen Sie den **Nierenstrom** (S. 102) oder den **Milzstrom** (S. 79).

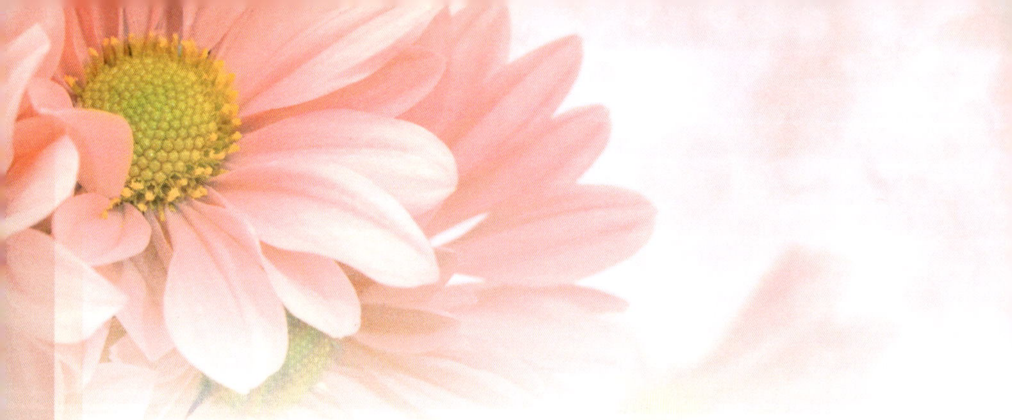

# NACHWORT

Ich hoffe sehr, dass dieses Buch Ihnen dabei hilft, die Wechseljahre mit ihren Aufs und Abs möglichst entspannt und kraftvoll zu durchschreiten. Möge es Ihnen ein wertvoller und verlässlicher Begleiter durch diese Zeit des Wandels sein.

Jin Shin Jyutsu ist eine sehr sanfte Methode, und manchmal dauert es vielleicht etwas länger, bis sich ein spürbarer Erfolg zeigt. Bleiben Sie dran, und probieren Sie die verschiedenen Strömmöglichkeiten aus. Machen Sie es sich zur Gewohnheit, immer wieder zwischendurch zu strömen, indem Sie einfach den entsprechenden Finger halten, sobald Sie die Hände frei haben. Gönnen Sie sich regelmäßige Zeiten, in denen Sie die tiefgehende und kraftvolle Wirkung der Ströme genießen oder es sich einfach gemütlich machen und sich selbst eine große Umarmung geben.

Ich wünsche Ihnen von Herzen viel Freude beim Entdecken und Erfahren der Magie des Heilströmens.

Herzlichst
Ihre Tina Stümpfig

# DANK

Ich danke Jiro Murai für die Wiederentdeckung und Erforschung des Jin Shin Jyutsu. Seiner Schülerin Mary Burmeister möchte ich dafür danken, dass sie dieses wundervolle Wissen der westlichen Welt zugänglich gemacht hat. Ich danke meinen Jin-Shin-Jyutsu-Lehrern und Lehrerinnen, die dieses Wissen an mich weitergegeben haben. Ich möchte auch all den Menschen danken, denen ich in meiner Praxis, meinen Kursen und Ausbildungen diese Harmonisierungskunst weitergeben darf. Täglich lerne ich mit und von euch. Ein besonderer Dank geht an meine Freundinnen Anja Kronenberg und Ariane Stadelmann, die sich für dieses Buch als Fotomodelle zur Verfügung gestellt haben. Ihr seid super!

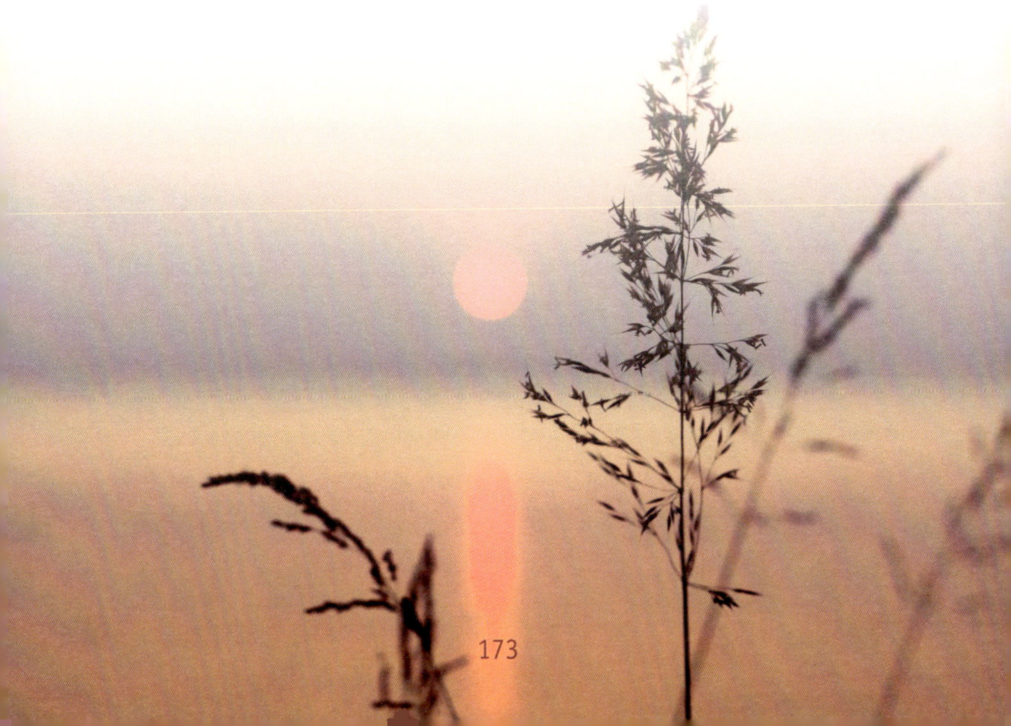

# WEITERE BÜCHER von Tina Stümpfig

- Die Jin-Shin-Jyutsu-Hausapotheke – Soforthilfe von A wie Augenentzündung bis Z wie Zahnschmerzen, Schirner Verlag, Darmstadt 2018
- Jin Shin Jyutsu – Das Powerprogramm für Kinder und Jugendliche. Via Nova Verlag, Petersberg 2011
- Jin Shin Jyutsu – Die Kunst des Heilströmens erlernen. Via Nova Verlag, Petersberg 2013
- Jin Shin Jyutsu – Heilströmen für Hunde, Schirner Verlag, Darmstadt 2016
- Jin Shin Jyutsu – Heilströmen für Katzen, Schirner Verlag, Darmstadt 2017
- Jin Shin Jyutsu – Heilströmen für Pferde, Schirner Verlag, Darmstadt 2019
- Jin Shin Jyutsu – Heilströmen für Resilienz und Lebensfreude, Darmstadt 2017
- Jin Shin Jyutsu – Mit heilsamen Berührungen deine Selbstheilungskräfte aktivieren. Via Nova Verlag, Petersburg 2020
- Jin Shin Jyutsu in der Schwangerschaft – Zur Vorbereitung der Geburt und für die ersten Wochen mit dem Baby. Via Nova Verlag, Petersberg 2014
- Lebensquell Jin Shin Jyutsu – Ein Gesundheitsprogramm für mehr Wohlbefinden und Vitalität. Via Nova Verlag, Petersberg 2010
- Meine Hände helfen und heilen – Jin Shin Jyutsu Selbsthilfe für Kinder und Jugendliche. Via Nova Verlag, Petersberg 2008
- Jin Shin Jyutsu – Lehrgang zur Harmonisierung der Lebensenergie und Stärkung der Selbstheilungskräfte (2 DVDs/Bluerays + CD und Skript, auch als Download verfügbar unter: www.tinastuempfig.de)

# REGISTER

## A



## B

## F



## G



## H

## I



## J



## K



## L

## M



## N



## O

## T



## U



## V

## W



## Z

# ÜBER DIE AUTORIN

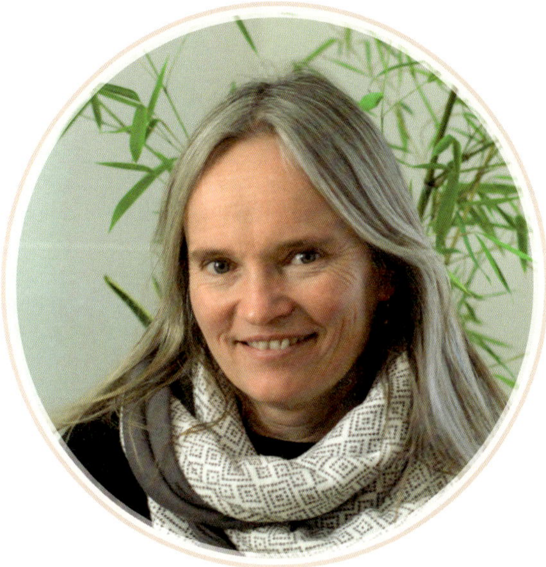

Tina Stümpfig ist Psychologin und Sonderpädagogin. Sie arbeitet seit vielen Jahren als Jin-Shin-Jyutsu-Praktikerin mit Menschen und Tieren. Sowohl in Einzelbehandlungen als auch in Gruppenseminaren zeigt sie, dass alles, was wir zum Gesund- und Glücklichsein brauchen, in uns selbst liegt. Sie hat bereits mehrere Fachbücher zum Thema »Heilströmen« verfasst. Zudem bieten Sie einen Kurs

**www.tinastuempfig.de.**

# BILDNACHWEIS

**Fotografien der Strömgriffe und Abbildungen Mensch: © Tina Stümpfig**

**Bilder von der Bilddatenbank www.shutterstock.com:**

S. 8: # 1464487673 (© LedyX), S. 11: # 617684894 (© Brian A Jackson), S. 12: # 1171103089 (© cooperr), S. 17: # 649129204 (© icemanphotos), S. 18: # 1325626040 (© LedyX), S. 49: # 591132350 (© icemanphotos), S. 50: # 1276905061 (© nataliajakubcova), S. 78: # 125680649 (© Willyam Bradberry), S. 120: # 173150948 (© iravgustin), S. 172: # 123764257 (© pullia), S. 173: # 1134387983 (© Anna Ok)